녹색 돌봄

Green Care: A Conceptual Framework
COST 866, Green Care in Agriculture(2010)

이 책의 한국어판 저작권은 저작권자와의 계약으로 그물코에 있습니다.
저작권법에 의해 한국어판의 저작권 보호를 받는 서적이므로 무단 전재와 복제를 금합니다.

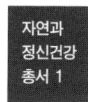
자연과
정신건강
총서 1

녹색 돌봄

코스트 엮음 | **안병은** 옮김

GREEN
CARE

그물코

코스트 COST

코스트는 유럽과학기술협동조합(European Cooperation in Science and Technology)의 약자로, 이 지역에서 가장 크고 오래된 국가 간 연구 협동 네트워크이다. 1971년 11월 각료 회의를 통해 설립되었고 현재 35개국의 과학계가 코스트를 통해 공동 연구 프로젝트에 협력하고 있다.

코스트 연구 협동 네트워크에 지원되는 기금은 연간 3천만 유로에 달하는데(총 프로젝트 가치의 1% 미만), 유럽의 과학자 3만 명 이상이 연구에 참여하여 창출하는 부가가치를 재정적으로 평가하면 연 20억 유로가 넘는다.

주요 특징으로는 상향식 접근법(과학자들 자체 발의로 시작), 맞춤형 참여(협업 네트워크에 관심 있는 국가만 참여), 평등한 접근(유럽연합 외부의 과학계에도 개방), 유연한 구조(연구 계획 실행의 용이성과 과도하지 않은 관리)를 들 수 있다.

다양한 선진 다학제 연구를 선도하는 코스트는 유럽 연구 영역(European Research Area, ERA) 실현에 매우 중요한 역할을 하고 있다. 내용을 열거하자면 프레임 워크 프로그램(frame work programmes) 활동을 예측 및 보완하고, 개발도상국 과학계와 '징검다리'가 되며, 유럽의 연구원들이 서로 자유롭게 넘나들면서 교류하도록 해 주고, 핵심 과학 분야에서 '우수 연구 센터 네트워크' 설립을 가능하게 했다. 여기에 속한 핵심 과학 분야들은 ① 생의학과 분자 생물학 ② 식량과 농업 ③ 삼림 및 임산물과 삼림 서비스 ④ 소재, 물리적 소재와 나노 과학적 소재 ⑤ 화학과 분자 과학 기술 ⑥ 지구 시스템 과학과 환경 경영 ⑦ 정보 통신 기술 ⑧ 운송과 도시 개발 ⑨ 개인, 사회, 문화 및 보건이 있다. 코스트는 기초 연구와 응용 연구를 모두 포괄하며, 전 규범적 특징이 있는 문제 및 사회적으로 중요한 사안들을 다룬다.

웹사이트는 www.cost.eu이다.

이 책을 준비하기까지 전문적인 도움과 조언을 아끼지 않은 데비 매스켈 그래이엄에게 감사의 말을 전한다.

차 례

1 '녹색 돌봄'은 왜 중요한가? 010

2 서론
    2.1. 개념 체계 012
    2.2. 자연 기반 접근법의 간추린 역사 016
    2.3. 자연으로부터의 단절과 재연결 022
    2.4. 돌봄의 구성 개념 정의하기 028

3 '녹색 돌봄'의 개념 정의
    3.1. 녹색 돌봄의 다양한 분야 030
    3.2. 자연 영향의 매핑 : 돌봄으로서의 자연과 치료로서의 자연 031
    3.3. 녹색 돌봄의 본질 : '일반적' 그리고 '자연적' 차원 035
    3.4. 녹색 돌봄에서의 치료자(또는 촉진자) 038

4 '녹색 돌봄' 접근법의 개요
    4.1. 돌봄 농장 042
    4.2. 녹색 돌봄에서 동물 044
    4.3. 치료법으로써 원예 047

- 4.4. 치료 개입으로서 촉진 녹색 운동 049
- 4.5. 생태 치료 051
- 4.6. 야생 치료 054
- 4.7. 녹색 돌봄의 언어 056

5 다른 개입 및 접근법과 녹색 돌봄의 관계
- 5.1. 녹색 돌봄과 작업 치료 057
- 5.2. 녹색 돌봄과 치료 공동체 061
- 5.3. 녹색 돌봄을 위한 자연환경 067

6 녹색 돌봄과 연관되어 사용된 이론과 생각들
- 6.1. 다원적 메커니즘 079
- 6.2. 생명애 가설 081
- 6.3. 주의 회복 이론 083
- 6.4. 자연과 스트레스 회복 085
- 6.5. 치료적 풍경과 녹색 돌봄 087
- 6.6. 실존 이론 088
- 6.7. 노동과 고용 089

6. 8. 인본주의 심리학의 통찰력 091

6. 9. 건강 생성 이론 093

6.10. 회복 모델 095

6.11. 자기 효능 098

6.12. 자연과 종교 그리고 영성 100

6.13. 융 심리학 103

6.14. 삶의 질 모델 106

6.15. 물리적 공명 : 식물이 인간에게 주는 영향을 이해하는 방법 109

6.16. 집단 분석 이론 111

7 녹색 돌봄의 정책과 사회 체계 간의 상호작용

   7.1. 건강 증진 113

   7.2. 사회 통합 120

   7.3. 농업의 다기능성 124

8   결론

    8.1.   녹색 돌봄 : 연구의 근거와 어려움 128

    8.2.   패러다임 전환을 향해

        : 의료적, 심리적 그리고 사회적 돌봄의 녹화 133

    8.3.   맺음말 : 성공으로 가는 길 136

참고문헌 138

옮긴이의 글 163

1 '녹색 돌봄'은 왜 중요한가?
가치 기준과 입장 성명서

이 장에서는 녹색 돌봄의 개념 체계를 소개하고자 한다. 그러기 위해서는 인간의 건강에서 자연이 왜 중요한지, 또 치료적 맥락에서 자연의 잠재력이 왜 중요한지 이유를 명확히 밝힐 필요가 있다. 따라서 저자들의 입장을 다음과 같이 요약하여 설명하였다.

가치 기준

- 인간이 자연과 관계 맺는 것은 중요하다.
- 현대의 삶에서 자연 접촉의 중요성이 자주 간과된다.
- 사람들은 자연과 접하면서 그 자체로부터, 혹은 식물과 동물을 돌보는 것으로부터 위안을 얻을 수 있다.
- 자연 접촉은 이러한 위안과 더불어 신체적, 심리적, 영적으로 혜택을 주어 인간의 행복에 긍정적인 영향을 미친다.
- 이 '녹색' 요소를 반영하여 기존 프로그램을 개선하거나 새로운 치료 프로그램을 고안할 수 있다.
- 잠재적인 '녹색' 요소들을 고려한다면 모든 의료 서비스의 계획, 시범과 시행 그리고 전달 과정에서 향상이 이루어질 것이다.

입장 성명서

- '녹색 돌봄'은 자조(自助) 프로그램과 치료 프로그램을 포괄적으로 아우르는 유용한 단어이다.
- 최근 연구를 통해 볼 때, 녹색 돌봄의 환경과 행복의 연관성이 입증되었다는 것을 알 수 있다.
- 녹색 돌봄 개입과 건강 및 행복 증진의 인과 관계를 증명할 수 있는 연구는 아직 수행되지 않았다.
- 이 자료와 과정은 녹색 돌봄의 치료적 잠재성을 이해하기 위한 시도이다.

2 서론

2.1. 개념 체계

코스트 협업 네트워크 866(농업에서의 녹색 돌봄)에서 녹색 돌봄의 건강상 혜택을 탐구하는 연구 실무자에게 '녹색 돌봄'의 개념 모델과 치료 체계를 만드는 작업은 '이정표'를 설정하는 것과 같다. 이 보고서는 유럽의 여러 연구원들이 수행한 작업을 코스트가 엮은 것으로, 두 해에 걸쳐 심사숙고하여 협동으로 연구한 결과물이다. 여기에서는 녹색 돌봄을 사회적, 심리적 이론과 질문의 보다 넓은 맥락에서 고려함으로써, 해당 분야를 바라보는 여러 관점을 제공하려 한다.

이론 체계의 필요성

녹색 돌봄은 돌봄 농장, 동물 매개 치료, 치료적 원예 등 여러 가지 '복합적 개입'을 포괄하는 용어다. 이렇게 다양한 개입들이 하나의 고리로 연결될 수 있는 이유는 이 접근법들이 자연과 자연환경을 골자로 하여 만들어진다는 점 때문이다.

녹색 돌봄은 단지 수동적으로 자연을 경험하는 것이 아니라 건강(신체적, 정신적)과 행복을 개선하고 촉진하기 위한 적극적인 과정임을 기억해야 한다. 즉, 녹색 돌봄에서 자연환경은 단순히 배경이 아니다. 자연을 경험하며 얻는 건강상의 혜택이 점점 각광받고 있지만, **녹색이라고 전부 '녹색 돌봄'은 아니다.**

녹색 돌봄은 여러 대상자의 다양한 욕구를 다루기 때문에 그만큼 여러 가지 관점과 요소가 존재한다. 예를 들면, 두 대상자가 같은 접근법에 참여하더라도 다른 혜택을 얻을 수도 있다. 따라서 개입을 정의하려면 한 접근법이 관여하게 된 과정을 설명할 필요가 있다. 어떤 관점과 과정이 작용되었는지, 녹색 돌봄의 여러 접근법이 어떻게 연관되어 있는지 그리고 이들이 기존 이론과 체계에 어떻게 부합하는지를 나타내기 위해서 말이다. 이들을 이해해야 녹색 돌봄을 폭넓게 이해할 수 있고, 건강과 행복을 더 넓은 맥락에서 인식할 수 있다.

녹색 돌봄 모델에는 특수성과 일반성 모두가 필요하다. 모순된 표현처럼 들릴지라도 효과적인 모델에는 이 두 가지 특성이 필수적이다. 녹색 돌봄은 무엇보다도 특수해야 한다. 그래서 녹색 돌봄과 인접하거나 부분적으로 겹치는 분야 또는 치료 접근법(효과가 비슷하거나 유사한 과정이 수반되는)들과 구별되어야 한다. 또한 전체 분야에서 일반화될 수 있어야 한다. 그럼으로써 그 모델이 어느 한 분야에만 고유한 메커니즘이 되거나, 어떤 과정의 일부만을 설명하고 예측하는 데 그치지 말아야 한다. 예를 들어 오직 치료적 원예와 연관된 모델은 유용할 수도 있지만, 어떤 부분을 돌봄 농장에 그대로 적용할 수 없다면 그 모델은 한계가 있는 것이다. 물론 개입의 특수한 영역에서는 어느 모델의 특수한 방법이(아니면 별개의 모델이) 필요할 수도 있다. 그러나 일반적인 녹색 돌봄에 적용될 수 있는(그리고 설명할 수 있는) 핵심은 있어야 한다.

따라서 녹색 돌봄의 모델은

- 첫째, 녹색 돌봄의 일반적인 패러다임을 정의하고 여기에 속하는 구체적인 접근법과 활동을 열거할 것이다. 그럼으로써 녹색 돌봄 분야에 속하지 않는 개입과 활동을 구분해 낼 수 있어야 한다. 앞에서 설명하였듯이 '녹색' 접근법이라고 해서 전부 녹색 돌봄은 아니다. 연구자들은 어떤 것을 녹색 돌봄으로 분류할지 결정해야 할(그리고 합의에 도달해야 할) 단계를 맞이할 것이다.
- 둘째, 혜택들을 기술해야 할 것이다. 녹색 돌봄에는 특정 혜택들이 있을 것이다. 이 혜택들은 특정한 접근법이나 대상 집단과 관련된다. 녹색 돌봄 모델에는 이 유익들이 파악되고 범주화 되어서 녹색 돌봄의 과정과 메커니즘에 연관된다.
- 셋째, 메커니즘을 탐구한다. 메커니즘은 개입(아니면 개입의 어떤 부분)으로 인하여 특별하게 일어나는 일련의 사건들이며, 이어지는 사건, 과정 또는 시스템이나 개선의 결과이다.
- 넷째, 기존의 이론, 개념 체계, 모델과 연결될 것이다. 메커니즘은 항상 이미 정립된 이론(또는 이미 알려진 메커니즘)을 적용함으로써 이루어진다. 그들을 더 큰 지식과 이해 위에 기초하고 개념화하기 위해서 말이다. 다양한 녹색 돌봄 개입들(치료적 원예 등)은 오랫동안 두 가지 이론을 토대로 하였다. 캐플란Kaplan 부부의 주의 회복 이론과 로저 울리히Roger Ulrich의 스트레스 회복 연구가 그것이다. 이 이론들은 생명애(Biophilia) 가설과 함께 자연환

경이 인간에게 왜 그렇게 중요한 요소인지를 설명하는 데 사용되었다. 하지만 녹색 돌봄의 개념 체계에 포함할 만한 또 다른 관련 이론들도 고려해 볼 필요가 있다. 그러므로 녹색 돌봄 모델은 홀로 존재하는 것이 아니라 현재의 관련 이론들이나 개념들과 맞닿아야 한다.

- 다섯째, 다른 접근법이나 개입과 연결하고, 그 중 녹색 돌봄에 유용하고 관련된 접근 방법의 이론과 체계를 도입한다. 예를 들면 돌봄 농장이나 사회적·치료적 원예는 농장이나 정원을 중심으로 공동체를 형성할 수 있다. 이 공동체의 역동은 성격 장애 등 정신 건강 문제를 겪는 사람들을 위한 접근법으로 사용하는 치료 공동체와 유사한 점이 많다.
- 여섯째, 분야를 구조화해서 요약함으로써 녹색 돌봄을 이루는 전체 활동, 과정, 상호작용을 보다 쉽게 시각화할 수 있다.

2.2. 자연 기반 접근법의 간추린 역사

건강을 보살피는 데 자연을 이용한다는 생각은 이미 새로운 것이 아니다. 역사적으로 볼 때 감옥, 병원, 수도원과 교회에는 야외에 치료 공간이 있었다. 프럼킨(Frumkin, 2001)은 **"병원에는 치료와 요양을 위한 부속시설로서 전통적으로 정원이 있었다"** 라고 언급했다. 중세에 환자를 돌보던 많은 병원과 수도원에서는 전통적으로 아케이드를 이룬 마당을 환자를 돌보는 야외 보호소로 사용했고 주변에 아름다운 성원도 만들었다.

'녹색 돌봄 원리'를 가장 먼저 '돌봄 프로그램'으로 접목한 곳은 13세기 플랑드르의 길Geel 기도원이었다. '정신적인 고통을 겪는 순례자들'은 성 딤프나의 성소에 예배를 드리러 찾아왔고, '치료 마을'에 머물며 주민들로부터 다정하게 돌봄을 받았다.(그리고 순례자들을 정기적으로 검진해 봤더니 치료에 진전을 보였다!) 블로어Bloor는 이 치료 마을을 '치료 공동체'의 시초라고 기술했다.

유진 루슨스Eugene Roosens와 리브 밴더월Lieve Van de Walle이 오늘날의 길 마을을 인류학적으로 설명한 책의 서문에서 올리버 색스Oliver Sacks는 그 역사를 유창하게 서술했다.

7세기에 아일랜드 국왕의 딸은 아버지의 근친상간을 피하려고 길 마을로 달아났는데, 이에 크게 노한 왕은 그녀를 잡아 목을 매달았다. 13세기보다도 훨씬 이전에 그녀는 광기로부터 수호해 주는 성인으로 추앙받았고, 그 성지에 온 유럽의 정신질환자들이 몰려들었다. 700년 전 플랑드르의 이 작은 마을에 살던 사람들은 정신적으로 아픈 이들에게 그들의 집과 마음을 열어 주었다. 그리고 그 이후로 계속 그렇게 해 왔다(Roosens and Van de Walle, 2007, p.9).

이곳은 시골의 농업 지역이라는 특성상 모든 사람들의 활동이 주로 대지에서 이루어졌다. 주민과 마을 차원에서 사람들을 돌보는 다양한 시설과 방법이 준비되었다. 오늘날 벨기에의 브뤼셀 북동쪽 60킬로미터에 위치한 길의 원(原)마을에서는 아직도 이런 방식으로 돌봄의 전통이 이어지고 있다(Roosens, 1979, 2008).

이 문헌에는 초창기 농업의 정신적인 혜택에 대해서 관찰한 결과를 담은 참고 자료가 다수 포함되어 있다. 일례로 19세기 초 미국인 의사 벤자민 러시Benjamin Rush는 정신병원 농장에서 일하는 것이 이롭다는 견해를 내세워 종종 근대 치료적 원예의 '아버지'로 평가받는다. 다음 구절은 오늘날 여러 글에서 자주 인용된다.

> 나무를 베고 불을 지피고 땅을 파는 데 도움을 줬던 병원의 미치광이 남성들이나 빨래하고 다림질하고 바닥을 청소한 여성들은 주로 회복된 반면, 이런 일을 하지 않았던 사람들은 병원의 벽 속에서 삶이 시들었다(Rush, 1812, p.226).

현실적으로 볼 때, 이 말은 어떤 형태의 노동이 환자들에게 전반적으로 유용하다는 뜻이 된다. 이 외에도 러시의 책에는 야외 활동에 대한 자료가 들어 있는데 방혈 등과 같이 '정신 이상'을 치료하는 방법들은 대부분 당시에조차 구식이었다고 한다. 좀 더 자세한 내용과 철저한 관찰의 결과는 빅토리아 시대 정신병원에 관한 기록에서 찾아볼 수 있다. 정신병원은 농장과 채소밭을 소유했다. 농장 일은 환자들에게 흥미로운 취미가 되어 소란 피우지 않게 하는 유용한 방법으로 간주되었다. 또 병원에서는 환자에게 치료 효과가 있다고 여겨지는 다양한 감각 활동의 경험을 주었다. 다음은 스코틀랜드 정신병 위원회의 보고서에서 발췌한 것이다.

> 많은 수감자들에게 주는 흥밋거리가 이들의 정신 건강에 기여하는 영향에 대해 참고도 하지 않고 정신병원 농장이란 주제를 간과해서는 안 된다. 도심에서 온 환자들 중 전원에서 작업하는 데에 아무런 흥미도 느끼지 못한 사람들은 소수에 불과했다. 그리고 시골에서 온 환자들에게 말, 소, 양, 작물 들은 언제나 매력적으로 여겨졌다. 병실의 벽을 예술적인 장식품으로 꾸미는 등 우리가 다소 인위적으로 끌어내고자 하는 건강한 정신 행동에는 자연스레 농장의 재료들을 쓰게 된다. 그림 등을 보고 자극을 받아 이성적으로 생각하거나 대화하는 환자가 한 명이라면, 일반 수감자 스무 명은 작물, 말의 특징, 소의 질병, 감자 캐는 광경, 나무의 성장 모습, 울타리 상태, 돼지 판매 장면을 보며 자극을 받는다(Tuke, 1882, pp.383~384).

신선한 공기 그 자체는 '치료적'이라고 여겨졌다(지금도 그렇다). 예를 들어 파(Parr, 2007)는 정원 돌보기, 농장 관리 등의 '자연 노동'

과 정신 건강을 탐구하면서 노팅엄버로 정신병원의 1881년 연례 보고서를 인용했다.

> 환자들이 다른 어떤 곳보다 정원에서 많은 혜택을 얻었는데 이는 당연한 결과다. 왜냐하면 심심풀이도 하고 신선한 공기도 마셨기 때문이다(Nottingham Borough Asylum, 1881, p.11. Parr, 2007, p.542).

18~19세기 폐결핵 치료에서도 신선한 공기와 햇빛을 치료 요소로 이용한 증거가 있다(Bird, 2007). 빅토리아 시대 전형적인 정신병원에는 야외에 '산소 코트'라 불리는 장소(벽이 있고 옆에는 환자들이 사용하도록 구역을 나눈 거처를 둠)가 있었는데 이 곳은 놀이터, 운동장, 때로는 농장용 토지로 사용되었다. 정신병원의 치료 기풍은 일반적으로 야외 운동과 노동을 특징으로 했고 이는 20세기 중반까지 이어졌다(Bird, 2007).

이와 같은 방식으로 좀 더 일반적인 신체 질병을 다루는 병원들에서도 환자들의 요양을 돕기 위한 공터를 설계했다. 정원을 가꾸는 일은 신체에 부상을 입은 사람들에게 다친 뼈와 근육을 강화해서 회복하기 위한 방법으로 여겨졌다. 콜슨(Colson, 1944)은 『부상자들의 재활The Rahabilitation of the Injured』에서 치료로 이용되는 여러 가지 정원 활동들을 기술했고 특정한 관절 부위를 움직이는 구체적 활동들도 열거했다.

재활 의학과 재활 치료가 발전하면서 정원 돌보기는 신체 부상자들뿐 아니라 정신 건강 문제 및 학습에 어려움을 겪는 사람들을 '치료'하는 데에도 이용되었다. 1950~1960년대에 이와 관련된 지식 분야가 발전하면서 정원 돌보기는 작업 치료의 '특수 활동' 중 하나로 거듭났으며 오늘날까지 활용되고 있다. 하지만 작업 치료에서 사용하는 활동은 시설의 이용 가능성과 사고방식이 변화하면서 다양해졌으며, 오늘날에는 얼마나 많은 작업 치료사들이 정원 돌보기를 치료에 활용하는지 알려져 있지 않다.

1940년대에 자연의 혜택이 치료를 체험하는 데 필수 불가결하다고 인식한 시골 지역과 농장 주변에 몇 군데 치료 공동체(Therapeutic Communities, TCs)가 만들어졌다. 치료 공동체는 그룹 기반의 치료 프로그램(즉, 그룹 심리 치료를 제공한다.)으로 영국에는 제2차 세계대전 당시 처음 생겼다. 지금은 국민 보건 서비스, 교육 및 형사법 체제, 자원봉사 활동 등 여러 부문에 존재한다(Associaton of Therapeutic Communities, 2009). 치료 공동체 운동이 늘어나면서 자연환경이 모든 치료 공동체에서 이용되지는 않지만, 아직도 여러 곳에서 농장과 정원을 중심적으로 활용하고 있다(Hickey, 2008).

시골에 근거를 둔 치료 공동체의 다른 형태로는 루돌프 슈타이너Rudolf Steiner의 인지 철학에 영감을 받아 칼 쾨니히Karl König 박사가 설립한 캠프힐 공동체가 있다(Steiner, 1925). 칼 박사는 사회에서 소외된 집단의 삶을 변화시키려는 목적으로 1940년 스코틀랜드 애버딘 근처의 캠프힐 하우스에 특별한 도움이 필요한 아이들을 위해 캠프힐 공동체를 만들었다(Association of Camphill Communities in Great Britain, 2009). 그뒤 캠프힐 공동체는 20개국 이상에서 백 개가 넘는 공동체를 가진 세계적 네트워크로 발전했는데, 학습 장애나 정신 건강 문제를 비롯해 일상생활 문제가 있는 아이들과 성인 3천 명 이상이 치료 공동체에서 함께 일하고 있다. 이 공동체는 대부분 시골에 있다.

1950~1960년대 영국 병원에 속했던 농장과 정원은 점차 문을 닫았다. 의료 정책의 변화, 병원이 거대 농장을 운영하는 것에 대한 불편한 시각, 환자들을 무보수 노동력으로 사용하는 것에 대한 동요 때문이다. 이렇게 전체적으로 문을 닫는 양상이 유럽에서 동일하게 되풀이되진 않았지만 병원이 농장과 정원에 의존하던 행태는 한동안 시들해졌다. 그러나 이 개념 체계가 나타내듯 자연환경의 치료적 잠재성에 대한 관심이 다시 늘고 있다. 관심을 돌아서게 만든 가장 중요했던 전환점은 아마도 울리히Ulrich의 관찰 결과 덕분일 것이다. 그는 담낭 절제술을 받은 환자들이 병원에서 벽 대신 나무가 보이는 곳에 있을 때 회복이 잘 된다는 것을 발견했다(Ulrich, 1984). 그의 관찰 결과는 건강을 촉진하는 데 자연의 힘을 연구하고 평가해야 함을 보여 주었다.

건강과 행복을 증진하는 데 자연 기반 활동을 개입시켜 활용하는 것은 사라지지 않고 다양한 접근 방법들로 진화했다. 이 중 녹색 돌봄의 영역에 속하는 접근 방법들이 이 책의 주제이다. 특히 흥미로운 것은 이런 접근법들이 옛날 병원이나 정신병원에 속했던 농장이나 채소밭에서 제공하던 서비스를 당시와 똑같이 환자들에게 제공한다는 것이다. 정신 건강 문제와 학습 장애를 겪는 사람들 말이다. 하지만 대상은 좀 더 넓어져서 몸이 약하거나 예전엔 제외됐던 사람들을 거의 모두 포괄할 수 있게 되었다.

2.3. 자연으로부터의 단절과 재연결

녹색 돌봄의 개념 체계에서 중요한 것은 녹색 돌봄 프로그램에 참여하는 사람들이 심리적인 효과를 얻기 위해서 어떤 조건이 필요한지를 이해하는 것이다. 우리가 자연적인 것들과 연결되어 있거나 그것들에게 유대감을 느낀다는 견해는 지속 가능성과 생태를 다루는 학술적 또는 대중적 문헌들에 자주 등장한다(Pretty, 2002). 이러한 발상은 녹색 돌봄의 효과를 이해하는 열쇠가 될 수도 있다. 그러므로 '자연과의 단절'이라는 역(逆)상대는 정신적, 신체적 질병과 서로 연관되어 있거나 심지어는 이를 유발할 수도 있다.

2.3.1. 시간에 따른 자연과의 연결 변화

인류는 자연과 함께 진화하면서 긍정적인 관계를 형성한 것으로 보인다. 자연적인 또는 진화된 생태계는 인류에게 자양분을 공급해 왔고, 최근의 증거에 따르면 삶의 질도 높여 주는 것으로 나타났다. 이 관계의 가치와 중요성은 과거에 종종 간과되었다. 그럼에도 자연과의 접촉이 인간의 건강과 행복을 높여 주는 것은 확실해 보인다(Maller et al, 2002; Frumkin, 2003; Health Council of Netherlands, 2004; Pretty et al, 2005a; Maas et al, 2006; Bird, 2007; Van den Berg et al, 2007).

하지만 사회는 점점 도시화되고, 20~21세기 동안 완전한 도시 환경에 사는 인구도 증가했다. 현재 전 세계 인구의 절반 이상이 도시에 살고(UNFPA, 2007) 이 비율은 계속 늘어날 전망이다(Pretty, 2007).

도시와 도시 근교의 무질서한 확대로 인해 자연과 녹색 공간에 대한 접근도 점점 제한되고 있다. 결국 많은 사람이 자연과 '단절'되면서 시골이나 자연 세계에 대한 친숙함을 잃어 가고 있다. 자연과의 단절은 심리적 건강과 행복에 좋지 않은 영향을 미치고, 정신적 스트레스 또는 신체적 긴장을 회복할 기회를 줄여 또 다른 소진을 초래한다(Pretty et al, 2004).

게다가 프레티(Pretty, 2002)에 의하면 전 세계 많은 사람들이 땅을 경작하고 식량을 생산하던 방식과 단절되면서 농촌과 시골에서 생겨났던 소중한 문화를 잃어 가고 있다.

> 농업 생산성을 향상시키느라 (중략) 우리는 땅과 자연에 대한 이야기, 기억과 언어를 잃어 가고 있다. 자연에 대해 우리가 생각하는 방식에 있어서, 이러한 단절은 문제가 된다. (중략) 우리의 농업과 식량 체계에서 우리가 행하는 것들에 대해 근본적으로 영향을 미치기 때문이다(p. xiv).

2.3.2. 시간에 따른 자연과의 연관성 변화

자연에 대한 노출(탁 트인 전원, 평야와 숲, 거리의 나무들, 농장과 정원 등 다양한 야외 환경을 포함한)과 개인의 건강 사이에 긍정적 관계가 있다는 증거가 늘고 있다(Pretty et al, 2004, 2005a, 2005b, 2007; Peacock et al, 2007; Mind, 2007; Bird, 2007; Burls, 2007).

여기에서 핵심 내용은 자연 접촉이 기존의 스트레스 수치를 낮춰 주고 기분을 높여 주어 '회복 환경'과 향후 스트레스에 대한 보호 효과를 줌으로써 심리적인 건강을 향상시킨다는 것이다(Kaplan and Kaplan, 1989; Kaplan, 1995, Hartig et al, 1991, 2003; Louv, 2005). 또한 자연 접촉은 신체 운동을 부추기고 사회적 접촉을 용이하게 하며 개인적 성장의 기회를 줌으로써 건강을 향상시킨다(네덜란드의료협회, 2004). 덧붙여, 접근 가능한 녹색 지역의 양과 심리적 건강 사이에 직접적인 관계가 있다는 것도 연구에서 나타났다(Takano et al, 2002; De Vries et al, 2003; Grahn and Stigsdotter, 2003).

2.3.3. 자연과의 연결과 단절

윌슨Wilson은 '생명애' 개념을 소개하면서 우리가 자연과 연결되고 싶어 하는 바람은 선천적인 것으로 다른 본능만큼 강력하다고 주장했다. "인간은 생(生)과 그 생을 닮은 과정에 주목하려는 경향을 타고났다(Wilson, 1984, p. 1)." 이는 인간을 하나의 종으로 진화시켜 준 자연과 접촉하려는 욕구가 인간에게 본능적으로 있다는 뜻이다. 유명한 원예가 찰스 루이스Charles Lewis는 인간의 삶 속에서 식물들이 가지는 의미에 대해 저술하면서 이와 비슷하게 인간에게 내재된 욕구를 언급했다.

우리가 정원을 돌보고 식물을 기르고 공원이나 숲에서 평온을 찾으려는 것은 우리 안에 있는 아주 오래된 과정이 작용하는 것이다. 앞으로도 우리가 존재하기 위해 이제는 이 과정을 인정하고 그 중요성을 탐구해야 한다. 이 과정은 그물처럼 엮인 삶 속에서 인간은 단지 이를 이루는 하나의 실오라기임을 깨우쳐 준다(Lewis, 1996, p.

152).

자연과의 연결은 생태계에 관심을 품는 행동과 주관적 행복을 예측하는 데 중요하다. 메이어와 프란츠(Mayer & Franz, 2004)는 다음과 같이 서술했다.

> 연결된다는 느낌의 중요성은 생태학자들이나 생태심리학자들의 초기 저술 주제였다. 이들은 자연과의 연결이 생태계에 관심을 품게 만드는 핵심 요소라고 주장했다. 예를 들어 영향력 있는 생태학자였던 레오폴드는 몇 년 전 이렇게 기술했다. "우리가 땅을 함부로 대하는 것은 땅을 인간에게 속하는 상품쯤으로 생각해서 그렇다. 땅을 우리가 속하는 공동체라고 생각한다면 사랑과 존경을 담아 이용하게 될 것이다(p. 504)".

이런 생각을 기반으로 메이어와 프란츠는 '자연 연결성 척도(Connectedness to Nature Scale, CNS)'를 고안해냈다. 자연 연결성 척도는 자연 세계와 정서적으로 연결되어 있다고 느끼는 개인들의 수준을 가늠하는 '새로운 방법'이다(Mayer and Frantz, 2004, p.460). 최근 연구(Hine et al, 2008)에 따르면, 자연과 연결되어 있을 때 환경 문제에 대한 인식도 높아지고 친환경적인 행동도 늘어나는 것으로 나타났다.

자연과 '연결되면' 바람직하고 이롭다는 사실을 생각해 보면 자연과의 단절은 사람들의 심리적인 건강과 사람들이 자연환경을 소중히 하고 보호하는 방식 모두에 부정적 영향을 미칠 가능성이 높다는 말이 된다.

따라서 아프거나 고통을 겪는 많은 사람들이 자연과 재연결된다면 혜택이 있을 것이라는 전제가 녹색 돌봄의 근간을 이루는 것이다. 여러 다양한 형태의 녹색 돌봄에서 핵심 요소는 자연을 이용해 건강함을 양산해 내고, 사회적 또는 교육적 혜택을 다양한 약자들이 누리도록 하는 것이다.

2.3.4. 치료에서 자연과의 연결 이용하기

몇몇 연구에서 상담과 심리 치료의 녹화(綠化), 즉 자연적 요소가 전통적인 치료에 도입된 사례들이 발표되었다. 번스(Burns, 1998)의 최면 접근법에서는 자연 기반 운동을 광범위하게 이용한다. 린든과 그루트(Linden & Grut, 2002)는 고문 희생자들이 정원을 돌보면서 심리 치료적 효과를 봤다고 서술하였다. 베르거의 '자연 정보 치료'에서는 자연과의 관계를 치료의 핵심 기준으로 사용했다(Berger and McLeod, 2006). 헤가티(Hegarty, 2007)는 심상적, 실제적 자연 기반 치료에 대해 서술했다.

뉴베르거(Neuberger, 2007)는 정신질환자를 치료하면서 자신이 '개인적 경험 연관시키기'라고 명명한 것을 만들어 내는 특정한 원예 활동의 사례를 들었다. 예를 들어 땅 고르기는 정신적으로는 새로운 시작, 산뜻한 시작을 경험하는 것이다. 각각의 치료에 대한 이러한 접근법들의 목표는 대상자들이 자연과 연결되게 권장하는 것이고, 치료자의 역할은 대상자들을 자연과 연결시켜서 이것이 가치가 있다고 대상자들이 인식하게 만드는 것이다. 여기에서 치료적 삼각관계가 만들어진다. 치료자, 대상자 그리고 연결되는 자연환경이 바로 치료 과정을 이루는 것이다. 뒤에서는 녹색 돌봄 환경에서 인간관계의 질이 얼마나 중요한지를 더 살펴볼 것이다.

2.4. 돌봄의 구성 개념 정의하기

사람들이 자연환경에서 하는 활동(걷기, 배회, 카누 타기, 자전거 타기 등)과 녹색 돌봄의 차이는 무엇일까? 녹색 돌봄에서는 다양한(어떤 경우에는 특정한) 효과를 특정한 환자 집단에게 전달하려는 의도로 활동이 이루어진다. 일반적인 자연환경 속의 활동들도 사람들의 건강과 행복에 기여하겠지만, 아무리 체계적으로 시행한다고 해도 '돌봄'과 치료 성과에 초점이 맞춰져 있지는 않다. 물론 이런 활동들도 연약한 사람들이 특정한 결과를 얻도록 돕는 데 초점이 맞춰진다면 녹색 돌봄의 영역으로 들어온다.

모든 형태의 녹색 돌봄은 자연 기반의 혜택을 다양한 취약 집단이나 사회적으로 소외된 사람들에게 제공하는 데에 초점을 둔다. 하지만 여러 가지 녹색 돌봄 방법들이 제공하는 '돌봄' 수준에는 차이가 있다. 가령 어떤 경우에는 환자 지향적 목표를 명시하여 체계화된 치료 프로그램(예를 들면 원예 치료와 동물 매개 치료)으로 운영되고, 어떤 경우에는 더 폭넓고 다양한 혜택을 주는 것을 목적으로 한다. 그러나 이런 경우에도 '치료적' 의도를 모르는 일반 참여자보다는 특정 집단과 개인을 목적으로 한다.

표면상으로는 특정한 치료에서나 그보다 더 넓은 목표를 촉진하는 데 같은 수단이나 환경을 사용할 수도 있다. 예를 들어 동물 매개 치료는 치료자가 동물과의 접촉을 대상자들을 치료하는 도구 또는 어떤 까다로운 부분을 다룰 때 사용한다. 반면 돌봄 농장에서는 가축을 의미 있는 작업, 보살피는 기회 등을 통해 더 광범위한 혜택을 끌어내는 데에 이용한다.

   자연환경은 매우 다양하거나 때로는 '돌봄'의 특정한 양상을 만들어 내는 데 사용될 수 있다. 이 책에서 녹색 돌봄의 '돌봄'이라는 단어는 폭넓은 의미로 사용되었다. 즉 다양한 취약 집단의 의료, 사회적 재활, 교육 또는 고용 기회 등이 이 말에 내포된다. 돌봄을 넓은 의미로 이해하는 것에 대해 표 2-1에 요약했다.

돌봄	
	의료 제공: 치료, 치료법, 특정 개입 파트너십: 1차 진료 기관, 정신 건강 의료진, 사회 서비스, 약물과 알코올 치료 단체, 그 외 건강 관련 단체들
	사회적 재활 제공: 사회적 재활, 공동체 복귀, 사회 기술 파트너십: 약물과 알코올 재활 기구, 보호 감찰부, 범법자 관리부 및 청소년 범죄 예방 팀, 난민 기구, 그 외 단체들
	교육 제공: 대안 교육, 특수 시설, 문제 행동 청소년에게 기회 부여 파트너십: 위탁 교육 단체, 학교 및 학습 기술 위원회, 그 외 교육 단체들
	고용 제공: 취약 계층 지원, 농장 일 및 토지 관리 기술, 직업훈련, 보호 작업장 파트너십: 성인 학습 및 훈련 단체, 약물과 알코올 재활 기구, 보호 감찰부, 범법자 관리부 및 청소년 범죄 예방 팀, 그 외 보호 고용 제도

표 2-1 '녹색 돌봄'에서 돌봄을 의미하는 여러 요소들

3 '녹색 돌봄'의 개념 정의

이 장에서는 녹색 돌봄 개념이 일반적으로 의미하는 바를 정의하고 '자연적 요소'가 녹색 돌봄에 얼마나 잘 부합되며 필수적인지를 살펴볼 것이다. 그리고 녹색 돌봄과 고용의 차이점 및 녹색 돌봄이 심리 치료 모델과 어떻게 연관되어 있는지도 알아볼 것이다.

3.1. 녹색 돌봄의 다양한 분야

사회적·치료적 원예, 동물 매개 치료, 돌봄 농장, 촉진 녹색 운동 개입, 생태 치료, 야생 치료 등 여러 분야에서 녹색 돌봄의 움직임이 일고 있다. '녹색 돌봄'이라는 기치 아래에는 다양성이 존재하지만 공통 정신은 근본적으로 자연을 활용하여 건강을 증진하고 사회적이거나 교육적인 효과를 만드는 것이다. 표 3-1은 여기에 속하는 활동들을 간단히 요약한 것이다(Hine et al, 2008). 4장에서는 이에 대하여 더 자세히 다루었다.

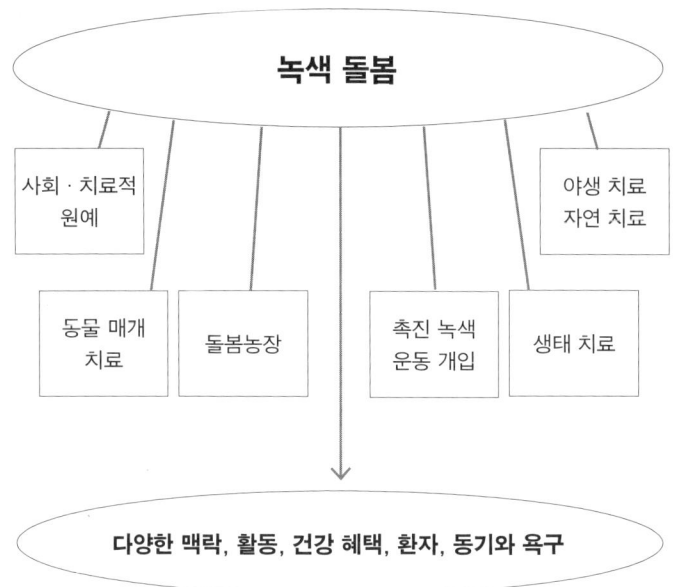

표 3-1 '녹색 돌봄' 우산

3.2. 자연 영향의 매핑(mapping)
: 돌봄으로서의 자연과 치료로서의 자연

위의 표 3-1은 녹색 돌봄의 광범위한 정의를 보여 준다. 하지만 자연과의 상호작용은 이를 이용하거나 경험하는 방법에 따라 더 세분화될 수 있다. 표 3-2는 녹색 돌봄 안에서 자연의 역할을 매핑한 모델이다(Haubenhofer et al, forthcoming).

이 모델은 이 책의 주제인 가장 일반적인 녹색 돌봄 개입의 위치

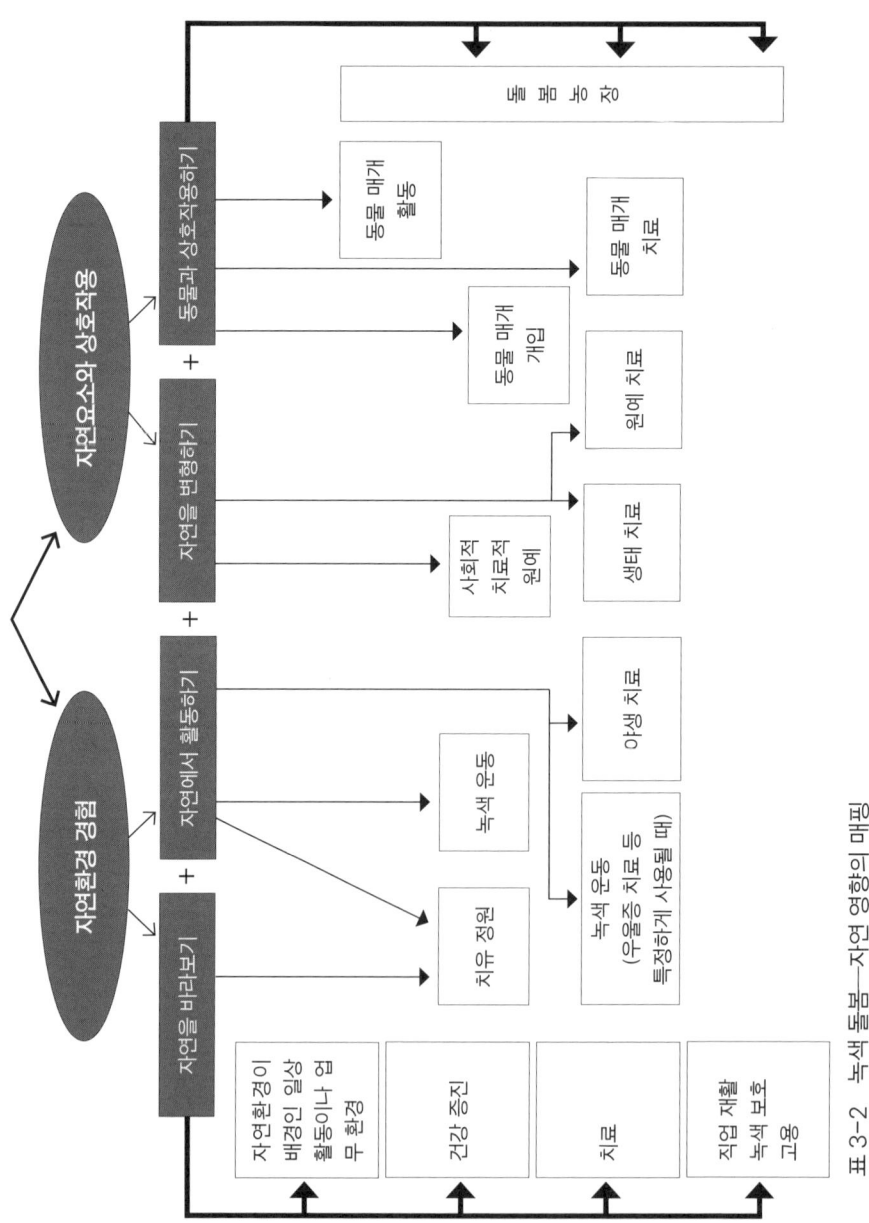

표 3-2 녹색 돌봄-자연 영향이 매핑

를 보여 준다. 이 지도는 개입들 사이의 관계와 더불어 각 개입 자체의 자연 기반 기원을 나타내고 있다.

자연환경을 경험하는 방법은 크게 두 가지로 분류할 수 있다. '수동적' 자연 경험(역설적이지만 신체 활동이 관여되는 경우도 있음)과 활동에서 핵심적인 요소의 상호작용이다. 이 두 가지는 각각 다시 두 가지로 나누어진다.

자연환경은 다음과 같이 경험할 수 있다.

첫째, 경치, 냄새, 촉감 등의 감각적 수단(위 표에는 '자연을 바라보기⟨looking at nature⟩'로 표시)으로 경험하는 것.

둘째, 몸을 활발히 움직이기는 하지만 자연 요소와 직접 상호작용하거나 자연을 변형하려 하지 않고(공원에서 자전거를 타거나 교외 도로를 걷는 것과 같이) 경험하는 것이다. 이는 '자연에서 활동하기⟨being active in nature⟩'라고 표시되었다. 이 경험은 자연 요소와 상호작용하는 것을 주요 목적으로 하지 않고 자연환경 안에 있으면서 행하는 활동 그 자체를 주요 목적으로 한다(걷기, 조깅, 자전거 타기 등).

자연 요소와의 상호작용 역시 다음 두 가지로 나뉜다.

첫째, 자연을 변형시키는 활동(나무를 심고, 화단을 꾸미고, 울타리를 치고, 벽돌을 쌓는 등)⟨shaping nature⟩.

둘째, 동물과 상호작용하는 것⟨interaction with animals⟩.

이 네 가지 유형은 차례대로 위의 지도에서 네 개의 층으로 규정된다. 첫 번째 층에서는 자연환경이 기본 배경이지만 치료나 건강을 증진하려는 의도는 명시하지 않는다. 사람들은 실제로 주변 환경에서 유익을 얻기도 하지만 이것이 녹색 돌봄에 해당되지는 않는다. 업무 환경 속의 자연적 요소 및 자연에 대한 노출이 건강에 주는 혜택에 대해서는 환경심리학에서 광범위하게 연구하고 있다.

두 번째 층에서 건강을 증진하는 개입에는 자연을 바라보기와 자연에서 활동하기 모두 해당이 된다. 여기에서는 자연을 변형하거나 참여자들에게 자연과 '동반자 관계로 일하도록' 요구하지는 않는다. 치유 정원과 특정 형태의 녹색 운동이 포함된다.

세 번째 층('치료〈therapy〉'로 표시)에는 다양한 개입이 있는데, 자연을 바라보기와 자연에서 활동하기, 자연을 변형하기와 동물과 상호작용하기까지 걸쳐 있다. 치료들은 녹색 운동(우울증 치료 등 특정하게 사용될 때)부터 야생 치료, 생태 치료, 원예 치료(자연을 변형하는 것에서 기원), 동물 매개 치료〈Animal Assisted Therpay, AAT; 동물과 상호작용하기와 동물 매개 개입(Animal Assisted Intervention, AAI)은 뿌리가 같다. AAT와 AAI의 차이는 4장에 설명〉까지 다양하다.

어떤 접근법은 온전히 한 층에만 속하지 않고 여러 층에 걸쳐 있다. 사회적 · 치료적 원예와 동물 매개 개입은 건강을 촉진하는 면에서 둘 다 사용되고, 개입/치료로도 사용된다. 돌봄 농장은 접근법과 활동이 다양해서 건강 증진, 치료, 직업 재활/녹색 보호 고용(네 번째 층)까지 걸친다. 현실에서는 각 층 사이의 경계에서 활동과 하위 범주가 항상 구분되지는 않는다. 하지만 이렇게 분류함으로써 여러분이 녹색 돌봄의 복합성을 더 잘 이해하고 서로 다른 접근법과 개입이 어떻게 연결되는지 알 수 있기를 바란다.

3.3. 녹색 돌봄의 본질 : '일반적' 그리고 '자연적' 차원

녹색 돌봄 개입, 즉 예를 들어 돌봄 농장과 치료적 원예는 환자들로 하여금 의미 있고 생산적인 활동에 참여하고, 급여를 받는 업무와 비슷한 활동에 참여하두록 해 준다. 여기에는 신체 활동, 하루 일과, 사회적 상호작용과 사회적 기회 등이 수반된다. 비록 환경은 다를지라도 공장이나 작업장에서 여러 형태의 보호적 고용으로도 녹색 돌봄과 같은 효과를 줄 수 있다고 주장할 수 있다. 셈픽Sempik 등(2005)은 압박을 받지 않는 환경에서 사회적·치료적 원예가 대상자들을 생산적으로 만들어 준다는 것을 보여 주었다. 정체성을 발달시키고 대상자가 아닌 '정원사'나 '노동자'로 기능한다고 느끼게 해 주는 것이다. 또한 사람들과 상호작용을 하게 해 주었고, 일상과 체계를 잡아 가도록 해 주었으며, 프로젝트 운영에도 참여하게 만들었다. 노동에 대한 보수도 받았고, 때로는 번듯한 직장을 찾는 데 도움이 되었다. 이 모든 양상은 자연환경을 이용하지 않는 접근법과 개입에서도 나타날 수 있다. 사실 셈픽 등(2005)은 한 사회적·치료적 프로젝트의 관리자들이 자연적 차원에 대해 양면적 태도를 보였다고 기록했다. 대상자들은 그저 "이중 단열창"을 제조하는 것 때문에 의욕적이고 행복해 했다는 것이다. 하지만 대상자들은 아주 다른 입장이었다. 대상자들은 분명히 자연이 가치 있고, 그들의 건강과 행복에 큰 영향을 미쳤다고 생각했다. 자연에 대한 이런 관점은 문헌을 통해서도 볼 수 있다. 실제로 스트레스 회복(6-4절 참고)이나 주의 집중 능력 회복(6-3절 참고)에서 자연환경이 심리학적으로 이롭

- 하루 일과와 일상을 체계화함
- 유의미한 활동을 통해 생산에 참여(압박이 없는 환경에서)
- 사회적 상호작용과 사회 접촉 기회
- 공동 목적을 위한 협업
- 사업을 운영하는 데 관여하고 '제 몫을 할' 기회
- 기술 개발, 능력과 정체성, 자존감과 타인 존중 발달
- 신체 활동 기회
- 업무 연계, 종종 명목상 보수를 받음
- 직장에서 고용 기회
- 농장이나 정원의 생산물과 결과물에 잠재적 권한을 가짐

표 3-3 녹색 돌봄의 '일반적' 차원 사례

다는 근거가 있다.

　녹색 돌봄의 활동과 과정에서 자연환경이 필수적으로 연관되는 것이 아니라 여타 상황이나 접근법에서도 공통적으로 일어나는 '일반적'인 것으로 분류할 수도 있다. 이는 위에서도 언급했고 표 3-3에 요약했다. 이런 과정은 보호 고용이나 작업 치료 등의 맥락에서 나타날 수 있다.

　녹색 돌봄 안에서 이러한 '일반적 과정'은 환경의 자연 요소(식물, 동물, 경관 등) 맥락에서 발생되거나 표출된다. 이 과정은 여러 '주제'나 '차원'을 야기하여 많은 저자들이 관심을 갖고 저술했다. 식물과 동물을 돌보고 기르는 기회 등과 같은 것을 표 3-3과 3-4에 요약했다. 일반적 활동에 자연적 차원이 배경이 되면 더 이롭다고 간주된다. 프레티Pretty 등(2005, 2007)은 일례로 '녹색 운동', 즉 자연환경 속

- 자연과의 일체감, 정신적 욕구도 충족 가능
- 자연이 본래 평화롭다는 관점, 진정시키는 효과
- 자연과 신선한 공기가 건강에 좋다고 믿음으로써 행복을 느낌
- 자연에 대한 '매혹', 즉 큰 노력 없이 빠지게 됨
- 식물과 동물을 기르고 이에 뒤따르는 만족감과 성취감
- 지연보호·살충제 등 화학물질로부터 환경을 보호하고자 하는 갈망 실현
- 자연을 유지하고 낫게 하기 위한 협동 작업
- 계절과 날씨 변화 등의 역동적 자연을 경험
- 식물을 심고 적절한 시기에 수확함으로써 환경의 요구에 순응
  - 노동을 요구하는 환경

표 3-4 녹색 돌봄의 '자연적' 차원 사례

에서 이루어지는 신체 활동이 기분과 자존감을 상당히 높였음을 보여 주었다. 하지만 많은 녹색 돌봄에서 자연은 단순 배경이 아니라 필수 요소다. 농장 일과 원예에서는 참여자들이 자연환경에 적극적으로 몰입하도록 한다. 이러한 몰입이 없는 활동은 불가능하다. 자연과 상호작용을 하고 변형을 가해야 할(예외 없이 모든 활동에 적용) 필요성은 농장 일과 같은 활동과 자연환경을 그저 배경으로 사용하는 활동(녹색 운동 등)을 구별 짓는다.

3.4. 녹색 돌봄에서의 치료자(또는 촉진자)

녹색 돌봄에서 치료자의 역할은 치료의 목적과 환경에 따라 달라진다. 이에 대한 전형적인 예는 말[馬]을 매개로 활용한 치료법이다. 히포테라피(hippotherapy, hippo=말)는 말이 움직일 때 그 위에 탄 사람의 근육이 반응하도록 해서 발작을 겪었거나 신경계 결손이 있는 사람이 근육 조정 능력을 회복하도록 돕는다(McGibbon et. al., 2009). 치료자의 역할은 안전하고 효과적으로 이를 끝마치도록 해 주는 것이다.

말 심리 치료에서는 치료자의 역할이 아주 다르면서도 비슷하다(Karol, 2007). 여기에서는 말에 오르거나 타지 않고 환자와 말 사이의 관계를 형성하고 원만하게 만드는 것이 초점이다. 이 과정을 통해 정서 장애가 직접적으로 표출되며(환자가 말과 관계하는 방법) 말에 반응하는 것을 보고 훈련된 치료자가 그 과정을 명백히 알 수 있게 된다. 치료자는 이 과정이 자연스럽게 일어나도록 하고, 환자가 이 사실을 인식하도록 해석해 준다. 이것은 정신분석 심리 치료에서 '전이'를 이용하는 것과 아주 유사하다. 이 과정은 안정되고 신뢰가 있는 관계를 형성하면서 작용하고, 이 관계에서 정서적인 상호주관성과 적절성을 경험하게 된다. 어떤 사람들에게는 이를 경험하는 것이 불가능할 수도 있다. 분석할 필요도 없이 이 과정 자체가 개인의 성장을 증진하고 치유하는 경험이 된다.

분야 전반에 걸쳐서 일반적으로 두 가지 모델, 즉 삼각형 모델과 별 모델(Fine, 2006 참고)이 사용된다. 이는 아래 그림 3-5에 그려져

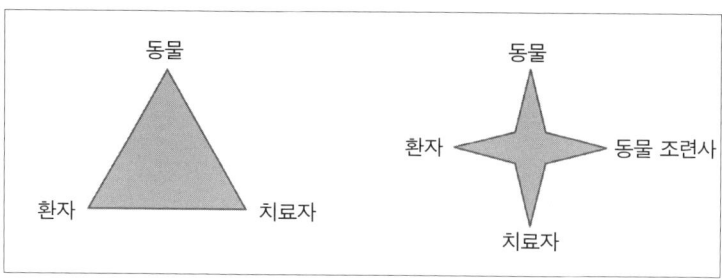

그림 3-5 동물 매개 개입에서 치료자의 관여 모델(Fine, 2006에서 차용)

있다. 별 모델은 환자, 치료자, 동물 조련사, 동물 등 참여자가 넷으로 구성된다. 반면 삼각형 모델에는 환자, 동물, 치료자(동물 조련사이기도 함) 등 참여자가 셋이다.

원예 치료에서는 치료자가 대상자의 특정한 목표를 이루기 위해 함께 작업한다. 이는 원예를 활용해 운동 능력이나 업무 기술 또는 심리적 행복을 증진하는 등의 목표를 갖는다. 영국의 자선단체 쓰라이브Thrive에서는 1999년 관련 종사자들이 합의한 원예 치료의 정의를 사용하는데 여기서도 마찬가지로 치료자의 역할을 핵심으로 강조한다.

> 원예 치료는 훈련된 전문가가 매개자로서 임상적으로 규정된 특정 목표를 이루기 위해 식물들을 활용하는 것이다.

원예 치료에는 사전에 정의된 임상 목표가 있는데 작업 치료의 목표와 비슷하다. 이 목표로 인하여 원예 치료와 치료적 원예가 구분된다(Sempik et al, p. 3 참고). 치료적 원예는 좀 더 일반적인 관점에서 사람들의 행복을 향상시키려고 한다. 원예 치료사는 환자들이 성공적으로 과제를 수행하도록 만들어야 하므로 원예 지식과 취약한 사람들에 대한 '돌봄' 지식을 모두 갖추어야 한다. 치료자는 환자들의 어려움과 문제에 귀를 기울이고 이를 설명해야(적절한 조언 제시) 하지만, 공식적인 심리 치료나 상담이 그들의 평소 역할은 아니다.

하지만 특정 상황에서 자연환경은 이상적인 '상담 공간'이 된다. 실내에서 발생하는 제약이나 방해 요소들이 없기 때문이다. 손자 린든Sonja Linden과 제니 그럿Jenny Grut(2002)이 고문 희생자의 돌봄을 위한 의료 재단과 작업하면서 이 접근법을 취했다.

> 자연 성장 프로젝트는 정원 돌보기와 자연 접촉을 통해 고문을 겪고 살아남은 사람들이 사회에 뿌리를 내리고 살 수 있도록 돕는다. 글자 그대로 은유적인 의미로 말이다. 이 프로젝트는 자연환경이 치료 과정에 도움이 되는 대상자들 및 어려움을 겪는 의료 재단 대상자들을 우선 대상으로 한다(Linden and Grut, p.33).

돌봄 농장은 훨씬 다양한 활동이 존재하고, 치료자의 역할이 대개 농부들의 역할과 구분된다. 그러나 치료자는 프로그램의 일부로 대상자들과 함께 농장 일에 참여할 수 있다. 이 방식은 동물 매개 개입의 '별 모델'과 유사하다. 생태 치료적 측면에서 설명하자면, 예를 들어 대상자들이 운하를 복구하거나 허들을 만드는 경우에는 삼각형 모델이 된다(치료자와 훈련가는 동일인). 오지에서 살아남기와 야생 치료(치료자는 '안내자'이기도 함)에서도 마찬가지다. 녹색 돌봄의 유형에 따라 개입 모델은 다양해진다. 어떤 경우에는 자연 접촉을 경험하는 것이 주요 초점이고, 참여자들의 행동과 생각을 반영하거나 치료자와의 관계 내지는 치료자의 관찰 결과가 별다른 관련이 없다. 이와 달리, 현대의 생태 치료에서는 자연 보호/복원 작업과 함께 사고와 행동 패턴을 의도적으로 반영한다. 또한 대상자-치료자-자연의 3자 융합 구조는 은유적 치료 의미를 도출하기 위해 사용되고(Burns, 2007; Burls, 2008), 인지 행동 치료와 해결 중심 치료법 등 기타 접근법들로 통합될 수 있다.

4 '녹색 돌봄' 접근법의 개요

이 장에서는 특정한 녹색 돌봄 접근법에 대해 간략히 살펴보고 정의를 할 것이다.

4.1. 돌봄 농장

돌봄 농장('사회적 농업' 또는 '녹색 돌봄 농장'이라고도 함)은 농사 활동을 통해서 정신적, 육체적 건강을 촉진하는 데에 상업적 영농과 농지를 기반으로 사용하는 것으로 정의할 수 있다(Hassink, 2003; Hassink and van Dijk, 2007; Hine et al, 2008). 돌봄 농장의 일을 통해 다양한 사람들에게 건강 및 사회적, 교육적 혜택을 제공하려는 움직임이 크게 일고 있다. 다양한 사람들이란 의학적 또는 사회적으로 도움이 필요한 이들(정신질환자, 경도-중증 우울증 환자, 학습 장애자, 약물 남용 경력자, 품행 장애 청소년, 노인 등)과 업무 스트레스를 겪는 사람 또는 비만으로 건강이 좋지 않은 사람들을 말한다. 따라서 돌봄 농장은 농업 종사자, 사회복지 제공자, 참여자 간의 동반 관계로 맺어진다.

모든 돌봄 농장에서는 작물, 원예, 가축 농장, 농기계 사용, 산림 관리 등 여러 가지 '농업' 요소를 권장한다. 마찬가지로 돌봄 농장에서는 '돌봄' 요소도 제공하는데, 이는 건강이나 사회적 돌봄, 교육 혜택 등을 말한다. 하지만 권장하는 농사 일과 돌봄 정도, 양상, 집단, 농장 형태에 따라 돌봄 농장은 다양하게 존재한다. 돌봄 농장에서는 보통 치료 목적으로 가축들과 접촉할 수 있도록 하지만, 어떤 곳에서는 특정한 동물 매개 치료를 제공한다. 대개는 작물을 기르도록 권장하는데, 어떤 곳에서는 이에 추가해서 또는 이를 대체해서 원예 치료를 제공한다.

사회적·치료적 원예 프로젝트와 돌봄 농장의 차이점은, 사회적·치료적 프로젝트에서는 중점이 상업적인 생산 활동이 아니지만 돌봄 농장은 다수가 상업적 생산을 주요 초점으로 한다는 점이다.

어떤 돌봄 농장에서는 '돌봄' 또는 '사회기관'의 요소는 아예 없고 농부가 경영하는 상업 영농, 농부 가족 및 직원이 참여자의 사회적 재활을 돕는 구성원이다(Hassink et al, 2007). 그러나 아직 농장들 대부분에서는 농장 요소의 주요 활용 목적이 상업적 농업 생산이 아니라, 대상자들에게 더 많은 혜택을 주는 '돌봄'과 '돌봄 받는 이'를 지향한다.

4.2. 녹색 돌봄에서 동물

동물 매개 개입(Animal-Assisted Interventions, AAI)은 사람의 재활 또는 사회적 돌봄에서 동물을 활용하는 다양한 방법을 가리키는 일반적 용어이다(Kruger and Serpell, 2006). 동물 매개 개입에는 순수한 치료 방법 또는 동물을 다양한 활동에 포함하는 방법 등이 있다. 동물 매개 치료(Animal-Assisted Therapy, AAT)는 어떤 기준에 부합하는 동물을 특정 대상자의 치료 과정 전체에서 활용하는 목표 지향적 개입이며 전문가가 과정을 주도하고 서류화해서 평가한다. 동물 매개 활동(Animal-Assisted Activities, AAA)은 덜 통제된 환경에서 치료 효과가 있는 서비스를 제공하는 것으로 엄격한 의미에서는 치료요법이라고 할 수 없다. 이 활동은 건강 관련 종사자와 비전문가가 관여할 수 있다.

반려동물은 몸이 아픈 사람, 정신질환이 있는 사람, 정서 장애가 있는 사람, 수감자, 약물 중독자, 노인과 아이에게 치료적 역할을 인정받고 있다. 최근 연구에서 파인Fine(2006)은 그 근거들을 검토했다. 반려동물 접촉은 심혈관계 기능과 다양한 신경전달물질들의 농도를 긍정적으로 변화시켰고, 신체화 증상과 고통을 줄였다. 그리고 한 해 동안 의사를 잘 방문하지 않은 노인들에게도 좋은 영향을 미쳤다. 프리드먼Friedmann 등(1980)은 개나 고양이를 기르면 심근경색이나 심각한 협심증을 앓은 이후 한 해 동안의 생존률이 높다는 것을 밝혔다. 개와 고양이를 기르지 않은 사람 중 28%는 일년 내에 사망했지만 반려동물을 기른 사람들은 5.7%만 사망했다. 후속 연구를 통해 이에 대한 사실 관계가 확인되었다(Friedmann and Thomas, 1995).

대인 관계에서 "자기가 돌봄과 사랑을 받고 존중받으며, 서로 의무가 있는 집단의 한 사람이라는 믿음"을 만드는 사회적 지지(Cobb(1976)의 정의)는 인간 관계뿐만 아니라 인간과 동물 사이의 관계에서 파생되는 스트레스나 병에 완충제가 된다는 가설이 있다. 맥 니콜라스McNicholas와 콜리스Collis(2006)의 연구에 따르면 반려동물의 사회적 지지는 인간으로부터 지지를 받지 못할 때 이를 대신하면서 관계 의무에서 벗어날 수 있도록 해 준다. 그럼으로써 관계를 재정리하고, 일상 체계를 바꿔 주어 사람에게서 받던 지지를 대신 '채워 준다'. 번스타인Bernstein 등(2000)은 동물 매개 치료를 받은 노인들은 동물 치료를 받지 않은(Non-Animal Therapy, NAT) 통제 집단에 비해 예술, 기술, 빙고 게임 등에 관해 더 오랫동안 대화한다는 것을 증명했다. 조현병을 앓는 노인 환자를 대상으로 1년 동안 통제 실험을 한 결과 비슷한 효과가 있었다. 개나 고양이와 접촉한 실험군의 환자들은 통제군에 비해 대화 능력과 사회적 능력이 현저히 좋아졌다(Barak et al, 2001). 이 실험과 다른 연구에서도 반려동물이 사람 사이의 상호작용에 촉매 역할을 한다는 사실이 증명되었다.

최근 수십 년 동안 녹색 돌봄의 개념에서 신체적, 정신적, 사회적 문제가 있는 사람을 치료하기 위해 말과 가축이 광범위하게 사용되었다(Bokkers, 2006). 농장에서는 종종 동물 매개 개입을 특화된 서비스 또는 더 넓은 서비스의 일부로 다양화한 작업이나 활동으로 제공했다. 환자들은 말이나 당나귀를 돌보거나 탈 수도 있고, 소, 양, 염소, 토끼, 기니피그, 또는 닭을 기르기도 했다. 농장에 개나 고양이가 있으면 환자들은 주로 개나 고양이와 상호작용하기를 선호했다.

가축을 통한 동물 매개 개입이 건강에 미치는 효과들은 제대로 문서화되지 않았다. 그린 침니 교육 농장Green Chimneys Educational Farm에서는 소와 상호작용하는 아이들에 대해(Mallon, 1994), 염소와 상호작용하는 청각 장애인이나 중복 장애가 있는 사람들에 대해(Scholl, 2003; Scholl et al, 2008) 그리고 말 타는 사람들에 대해(Fitzpatrick and Tebay, 1997) 연구를 수행했다. 가축에 대한 유일한 무선 할당 통제 연구는 젖소를 돌본 정신질환자들에 대한 것이다(Berget, 2006).

동물은 인간의 신체적/생리적 건강에 긍정적 영향을 줄 수 있다. 이 두 가지 모두 심리적인 부분이 관여된다. 첫째, 운동을 유도하고 신체 상태를 자극함으로써 스트레스를 줄여 주고 정신적 행복을 높인다. 둘째, 심리적 메커니즘을 자극해서 신체화 증상과 고통에 대한 보호 작용을 높인다.

4.3. 치료법으로써 원예

원예는 치료법으로 또는 치료와 병행해서 여러 다양한 형태로 사용되어 왔다. 또한 불우한 개인 및 집단이 사회적, 심리적 혜택을 얻고 건강과 육체적, 심리적 안녕을 증신하기 위해 사용되어 왔다. 아직도 여러 작업 치료사들은 운동 기능과 사회적 능력의 발달을 촉진하려고 원예와 정원 돌보기를 활용한다. 특히 정신 건강에 문제가 있는 사람들에게 사회적 기회를 주기 위해 활용하고 있다.

작업 치료에서 원예를 사용하면서 '원예 치료'와 '치료적 원예'가 발전했다(Sempik et al, 2003). 두 가지 접근법은 구성 방식과 구조, 교육법이 잘 알려져 있고, 미국에는 전문 단체도 있다. '원예 치료'와 '치료적 원예'라는 용어는 문헌에서 (대부분의 경우) 훈련된 전문가가 사람과 식물 또는 정원과 맺는 상호작용 과정을 나타낼 때 서로 혼용되는 경우가 많다. 영국의 자선단체 쓰라이브는 1999년 9월에 열린 전문성 증진 회의에서 영국 전문가들이 합의한 원예 치료와 치료적 원예의 정의를 사용한다.

> 원예 치료는 훈련된 전문가가 임상적으로 정의된 목표를 이루기 위해 식물을 매개로 활용하는 것이다.
>
> 치료적 원예는 식물과 원예를 활용해 개인들의 안녕을 만들어 가는 과정이다. 이는 적극적 또는 수동적인 관여를 통해 달성한다 (Growth Point, 1994, p. 4).

둘의 차이점은 원예 치료에는 작업 치료에서도 발견되는 사전적으로 정의된 임상 목표가 있는 반면, 치료적 원예는 일반적 관점에서 개인 안녕을 향상하는 데 초점이 맞춰져 있다. 사회적 상호작용, 성과와 기회가 치료적 정원 프로젝트의 활동과 과정에서 중요한 부분이 된 이후, 최근에는 특히 영국에서 사회적·치료적 원예(Social and Therapeutic Horiculture, STH)가 널리 사용되고 있다. 셈픽Sempik과 스펄전Spurgeon(2006)은 사회적·치료적 원예를 다음과 같이 기술했다.

> 집단과 사회에서 다양한 약자가 주로 원예와 정원 돌보기 활동에 참여하기 때문에 (중략) 사회적·치료적 원예는 가정의 정원 돌보기와는 구별된다. 더 구조화되고 형식화된 환경에서 이루어지기 때문이다.

4.4. 치료 개입으로서 촉진 녹색 운동

역사적으로 신체 활동이 정신 건강에 효과를 미친다는 사실이 널리 받아들여졌다. 최근 20년 동안 운동이 정신 건강에 긍정적 효과가 있음을 밝혀냈다. 이 기간 동안 신체 활동과 정신 건강의 관계를 조사한 연구가 많이 있었다. 예를 들어 던Dunn 등(2005)은 유산소운동 프로그램이 경도-중증 우울증에 효과적임을 밝혔고, 심스Sims 등(2009)은 운동이 발작 환자의 우울 증상을 줄였음을 알아냈다. 스태토풀루Statopoulou 등(2006)은 11가지 치료 결과를 메타 분석한 결과 운동의 이로움을 증명했다. 또한 디아즈Diaz와 모타Motta(2008)는 외상 후 스트레스 장애가 있는 성인 집단에서 운동이 도움이 된다는 사실을 밝혔다. 이 외에도 관찰을 통해 치료적 개입으로 운동이 잠재적 효과가 있음을 인정하게 됐다. 특히 우울증과 불안으로 고통 받는 환자들에게 말이다(Mental Health Foundation, 2005, 2009).

영국에서 일반의의 약 21%가 가장 흔하게 권하는 세 가지 치료 수단 중 하나가 운동 치료이다. 운동 치료의 효과와 비교할 만한 것은 94%가 처방하는 항우울제이다. 45%의 일반의가 첫 번째 수단으로 항우울제를 처방하지만, 운동 치료를 처음부터 권하는 일반의는 4%이다(Mental Health Foundation, 2009). 상대적으로 운동 치료를 적게 사용하지만 이는 지난 5년 동안 굉장히 높아진 수치다. 2005년 자료(Mental Health Foundation, 2005)에 의하면 당시 가장 많이 처방하는 수단으로 운동을 선택한 일반의는 5%였고, 이중 1%만 운동을 첫 번째로 고려했다. 운동 치료는 영국에서 천천히 입지를 굳혀 가는 중이다.

자연 노출(탁 트인 교외, 들판과 숲, 가로수, 농장과 정원 등 다양한 야외 환경)과 개인의 정신 건강 사이의 관계가 긍정적임을 밝힌 연구 근거도 늘고 있다(Bird, 2007; Hartig et al, 2003; Mind, 2007 참고). 자연 접촉이 스트레스 수치를 낮춰 주고, 기분을 향상시키고, '회복 환경'을 제공하며, 미래의 스트레스에 대한 보호 효과를 줌으로써 심리적 건강을 증진한다는 것이다.

신체 활동과 자연 접촉이 미치는 효과를 심리 건강에 결부하는 것에 대해 최근 연구에서는 '녹색 운동'(신체 활동을 하면서 동시에 자연에 직접 노출되는 것의 시너지 효과)이 자존감과 기분을 상당히 좋게 하고, 혈압도 현저히 낮춤을 보여 주었다(Pretty et al, 2005a & 2005b, 2007; Peacock et al, 2007; Hine et al, 2008).

또한 최근 연구에서 촉진 녹색 운동 활동(특히 걷기)을 '녹색 운동 치료'로 적용하면 경도-중증 우울증 환자에게 치료로 운동만 사용할 때보다 훨씬 효과적임을 증명했다. 이는 사람들이 자연과 연결되면서 추가로 긍정적 건강 혜택을 경험하기 때문이다(Peacock et al, 2007; Mind, 2007). 호주에서는 우울증 치료를 위해 숲 관리에 참여하는 것에 대한 연구도 진행됐다(Townsend, 2006). 시범 프로젝트에서 우울증을 겪는 사람을 숲을 기반으로 이루어지는 활동에 참여시켰다. 이 프로젝트는 진행 중이지만 초기 관찰 결과에 따르면 신체적, 정신적 건강이 향상되고, 사회적 고립감도 줄었음을 시사했다. 경도-중증 우울증 치료에서 녹색 운동을 사용하는 것은 녹색 돌봄의 형태로 간주할 수 있다.

4.5. 생태 치료

생태 치료는 1990년대 중반에 실행 형태의 접근법으로 제안됐다 (Roszak, 1995; Clinebell, 1996; Burns, 1998). 호주의 임상 심리학자이자 최면 치료사이 조지 번스는 그가 이름 붙인 '생태 심리 치료(eco-psychotherapy)'와 '자연 유도 치료(nature-guided therapy)'를 만들었다. 그의 우선적인 논지는 자연 세계와 맺는 긍정적 관계가 건강을 유도한다는 것 그리고 이러한 관계를 지향하여(치료자와 자연 기반 훈련의 도움을 받아) 혜택을 얻고자 하는 사람들에 대한 것이었다.

하지만 1990년대 이후에 번스Burns(2009)는 다른 연구자들(Buzzell and Chalquist, 2009; Fisher 2009)과 함께 사회적 맥락에서 생태 치료의 가치를 인정했다. 번스는 "생태 치료는 좀 더 해결 중심적 접근법이므로 '제3의 물결' 치료법이라는 정의에 부합"(2009, p. 95)한다고 주장했다.

이는 실행과 교육 양쪽 모두에 응용한 '생태 치료'에 대한 추후 연구에도 반영됐다(Burls and Caan, 2005; Burls, 2007). 그리고 21세기의 현대 생태 치료 모델(Burls, 2008)에 대한 설명도 생겼다. 현대 생태 치료는 '제3의 물결' 치료 모델을 한 단계 더 발전시킨 것으로 볼 수 있다. 초학문적인 '생태계 건강' 접근법으로 중점이 더 넓기 때문이다. 이 접근법은 사회적 사고방식과 함께 인간과 자연 사이의 호혜 요소를 내포하는 연구와 활동을 중시하고, 환경에 대해 긍정적 행동을 취해 사회의 안녕을 촉진한다.

현대 생태 치료의 패러다임에는 두 가지 차원이 있다. 미시적 차원의 치료적 과정과 거시적 차원의 사회적 과정이다. 이 과정은 자아를 '전체'의 일부로 바라보도록 시야를 넓혀 자연에 감사하고 자연을 보살핌으로써 생태계 내의 호혜를 불러일으킨다. 이런 차원은 개인적 '소우주'가 사회적 '대우주'로 뻗어 가게 하는 강력한 효과가 있다. 피셔Fisher(2009)는 사람들이 '사회적 동물'이므로 사람들의 심리적 차원 역시 '사회 속에 있다'고 주장한다.

생태 치료는 자연이 사람에게 건강한 생리적, 심리적 평정을 찾을 수 있도록 해 줄 뿐 아니라 생태계 건강과 사회 시스템이 불가분의 관계라는 것을 깨우쳐 준다. 따라서 생태 치료의 실행은 사회적 문제를 지나쳐서도 안 되며, 공공의 건강, 정치적 그리고 정책적 문제를 지나쳐서도 안 된다. 지역사회는 대다수 대중의 혜택을 위해, 생태계의 혜택을 위해서 생태 치료 공간과 프로젝트를 활용한다. 또한 생태 치료 공간과 프로젝트는 대중들과 자연을 재연결해 주어 행동 변화와 사회적 변화를 이끄는 데 도움이 된다. 그러므로 생태 치료적 공간은 기능이 다양한 공간이다. 비록 생태 치료가 원래는 생태 심리학에서 나온 것이지만, 더 근본적인 개념의 생태 건강에 들어 있는 것이다. 생태 건강의 체계는 모든 이해 당사자들로부터 합의와 협조를 얻어서 여러 가지 의료적이나 주요 치료적 개입(Lebel, 2003)보다 비용이 적게 드는 접근법을 촉진하는 것을 목적으로 한다. 이는 공공 건강에서 중요 요소인 생태 건강의 가치에 대해 지역사회 거주자들부터 의사 결정권자까지 사회 시스템이라는 폭넓은 스펙트럼에 영향을 미친다.

따라서 현대 생태 치료는 인간과 생태계 사이의 호혜적 행복을 다시 만드는 모든 자연 기반 방법을 포괄하는 용어이며 인간 및 지역 사회와 생태계의 신체적, 심리적, 사회적 건강을 모두 향상하는 것을 목적으로 하는 초학문적이면서도 생태적인 접근 방법이라고 규정할 수 있다. 이를 이루려면 자연 생태계와 개인 간, 집단 간 친밀한 관계를 형성해야 한다. 생태 치료의 실천은 다기능 녹색 공간에서 이루어지는 다양한 역동적 상호작용에 근거한다.

4.6. 야생 치료

개인의 의식과 개인의 변화를 위해 야생의 자연으로 돌아가자는 생각은 예전부터 있었다. 이 과정은 수천 년 동안 문화 속에서 존재해 왔다. 하지만 최근 들어 야생 환경에 대한 몰입을 통해 개인의 다양한 성장과 행복의 기회를 제공하고 있다. 유럽에서는 '야생 치료'라는 용어가 상대적으로 생소한 개념이지만 미국에서는 몇 년 전부터 존재했다. 이 개념이 대중적 인기를 끌면서 정의도 다양해졌지만, 야생 탐험에 내새된 치료 과정이란 의미를 모두 포함한다(Peacock et al, 2008).

데이비스 버먼Davis-Berman과 버먼Berman(1994)은 일찍이 야생 치료를 "특히 그룹 치료에서, 야외 환경에서 기존 치료 기법을 통해 개인적 성장을 향상하려고 야외 탐험과 그 밖의 활동을 활용하는 것"이라고 정의했다. 크리스프Crisp와 오도널O'Donnell(1998)은 야생 치료를 "포괄적 그룹 치료 및 그룹 시스템 모델, 개인 간 행동 모델, 자연적 섭리의 경험, 야생 환경에서 수정된 그룹 심리 치료의 응용"이라고 정의했다. 더 최근에 콘너Connor(2007)는 야생 치료를 "야생이나 외딴 야외 환경에서 수행하는 경험 프로그램"이라고 더 간략히 정의했다. 본질적으로 야생 치료에서는 야생에서 시행되는 모든 전문 치료와 더불어 야생을 "보조 치료자"로 활용한다.

야생 치료는 최근에 생겨난 치료적 개입으로 행동 문제가 있는 청소년에게 주로 사용되는 시스템적 접근법이다. 청소년들이 야생 치료에서 혜택을 얻는 유일한 집단은 아니지만 대체로 청소년들의 정서, 적응, 중독 또는 심리적 문제 등을 다루기 위해 활용된다(Hobbs and Shelton, 1972, Bandoroff, 1989, Russell, 1999; Russell and Phillips-Miller, 2002; Caulkins et al, 2006; Russell, 2006a; Bettmann, 2007). 전형적인 프로그램에서는 하이킹과 육체 활동, 개인 및 그룹 치료 시간, 교육 과정, 기초 기술, 동료와의 단체생활, 혼자 생각하는 시간, 리더십 훈련과 도전 등 삶의 기본을 위해 건강한 운동과 식이요법을 시킨다.

야생 개입의 원리는 일상의 부정적 영향에서 참여자들을 멀리 떼어놓고 안전한 야외 환경으로 데려가는 것이다. 자연환경에서 시간을 보내면 참여자들이 기존의 자기 개발이나 치료 환경을 통해서는 얻지 못했던 측면들을 접하게 된다.

야생 치료 문헌(Hans, 2000; Wilson and Lipsey, 2000; Russell and Phillips-Miller, 2002, Russell, 2006b)을 여러 편 살펴본 결과 드러난 핵심 치료 요소들은 개인 성장과 대인관계의 발전 등 긍정적 행동 변화를 이끌어 냈고, 감독관과 청소년 사이의 관계를 재정립시켜 재범률을 떨어뜨렸다.

야생 치료 프로그램은 자아의식, 의사소통, 집단의 행복을 위한 협업과 기여를 가능하도록 만들어 참여자들이 그동안 당연시해 왔던 것을 되돌아보게 한다(Connor, 2007). 또한 야생 치료에 참여하면 개인적, 사회적 책임감이 길러지고 정서적으로 성장할 수 있게 해줌으로써 문제 행동을 다루는 데 도움이 된다(Russell, 1999).

4.7. 녹색 돌봄의 언어

녹색 돌봄과 관련해 나라마다 쓰는 언어와 그 언어가 쓰이는 맥락은 해당 국가 내에서 접근법들의 발전 상태를 시사한다. 항상 그런 것은 아니지만 일반적으로는 녹색 돌봄 개입의 발전도가 높을수록 용어가 복잡하다. 실행과 절차가 만들어지면 해당 분야에서 용어가 생성되고 적용된 다음에 일반적으로 사용된다. 사용되는 용어는 해당 국가의 녹색 돌봄의 구조와 조직을 반영하기도 한다. 건강을 위한 농장의 실행 공동체에서는 돌봄 농장에 대한 국제 용어 사전을 편찬했다. 용어 사전은 범위가 넓어서 녹색 돌봄의 일반 분야들과 원리를 거의 대부분 포괄한다. 이 용어 사전은 공동체 홈페이지 www.farmingforhealth.org에서 찾아볼 수 있다.

5 다른 개입 및 접근법과 녹색 돌봄의 관계

이 장에서는 건강과 행복을 증진시키는 심리·사회적 접근 방법으로서의 녹색 돌봄, 작업 치료, 치료 공동체 사이의 유사점과 그 관계를 살펴볼 것이다.

5.1. 녹색 돌봄과 작업 치료

작업 치료는 자신에게 즐겁고 적합한 직업이 건강과 행복을 증진시킨다는 가정에 근거한다. 키엘호프너Kielhofner(2002)에 의하면 인간은 직업적인 천성을 타고났다고 한다. 인간의 직업이란 "시간적, 신체적, 사회문화적인 맥락에서 하루 동안 일하거나 놀거나 활동하는 것으로 인간 삶의 대부분을 특징짓는 것"을 말한다. 일상의 주기가 하루의 삶을 규정함으로써 시간이 실제로 명확해진다는 발상은 흥미롭다. 녹색 돌봄은 시간 내에 마쳐야 하는 일들, 소에게 여물을 주는 것처럼 제때에 해야 하는 일 등으로 가득하기 때문에 시간 흐름을 체계화하는 데에도 활용된다.

작업 치료의 주요 목적은 환자들의 업무 수행 능력 또는 참여가 제한적일 때, 이를 관리하면서 새로운 상황에 적응할 수 있는 수단을 제공함으로써 그들이 만족스럽고 생산적인 삶을 살아가도록 돕는 것이다. 사람들의 직업은 건강이나 조악한 환경 또는 사회생활 등으로 인해 제약을 받는다(Christiansen et al, 2005). 환경이 주는 행동 유도성과 제약은 업무 수행 능력을 규정한다. 이러한 점은 자아 개념과 사회 정체성에도 영향을 준다. 사람들은 환경에 적응하기도 하고 목표에 맞게 환경을 바꾸려고도 한다. 유의미한 활동은 개인에게 신체적, 사회적 기술을 개발하는 동기를 부여함으로써 자기 능력과 역량을 느끼게 해 준다. 작업 치료에서 성공적인 결과를 내려면 환자들의 몰입도가 매우 중요하다(Holvikivi, 1995).

업무 수행을 통해 사람들은 사회 내 역할과 사회문화적 맥락을 짚을 수 있다. 이와 같이 개인, 환경, 직업, 업무를 연결하는 모델이 여러 가지 있는데, 그 중 하나가 개인(Person)-환경(Environment)-직업(Occupation)-수행(Performance) 모델(PEOP)이다. 이는 크리스티안센Christiansen 등(2005)과 키엘호프너Kielhofner(2002)의 인간 직업 모델(model of human occupation, MOHO)에서 제시되었다. 사람, 환경, 직업 사이의 관계는 역동적이면서 복잡하다. 개개인은 그들만의 성격이 있고 환경은 독특하며 직업적 가치의 의미는 다양하기 때문이다(Christiansen et al., 2005). PEOP 모델은 녹색 돌봄 개입 안에서 이 요소들의 상호작용을 설명하는 데 사용된다.

PEOP는 대상자 중심 모델로서 어떤 직업에서 필요로 하는, 가치 있는 일상적인 업무 능력을 기르고 의미 있는 참여를 증진하는 것이 목적이다. 이 모델은 업무 능력 및 참여 관련 요소를 파악해 주기 때문에 치료 개입이 이루어져야 하는 부분을 결정하는 데 사용된다. 이

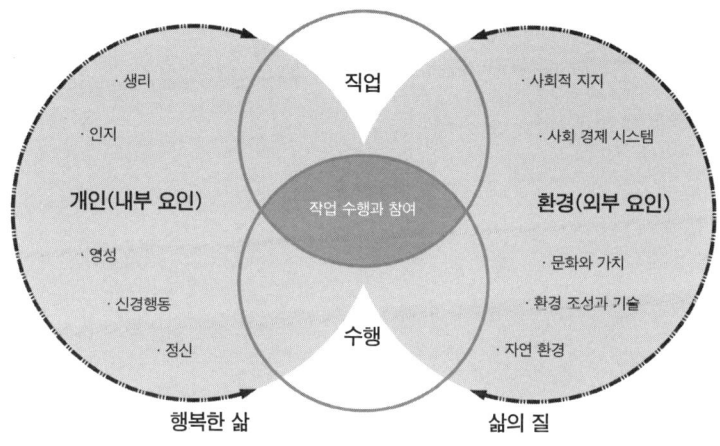

그림 5-1　개인-환경-직업-수행(PEOP) 모델

모델은 네 가지 요소로 이루어져 있다. 네 가지는 일상생활에서 사람들이 원하고 필요로 하는 것(직업), 작업을 행하는 것(수행), 당사자(개인), 활동이나 과제나 역할의 수행을 뒷받침하는 동시에 이를 가능하게 하거나 제한하는 것(환경)이다. 이 모든 요소는 함께 어우러져서 작업 수행과 참여를 유발한다(그림 5-1).

　이 모델은 사람들이 자신의 세계에서 무언가에 숙달(사람의 힘)될 것이라는 믿음에 근거한다. 원하는 것을 얻으려면 사람들은 자기 주변의 자원을 효과적으로 사용할 능력이 있어야 한다.

　사람들이 일상적인 작업을 통해 자아 정체성을 만들어 가고 일종의 성취감을 얻는다는 것을 상정한 모델도 있다. 유의미하고 성공적인 경험을 하면 자신감을 느끼고 그것에 숙달되어 새로운 도전에도 마주할 의욕을 불러일으킨다는 것이다. 작업 치료 개입에는 개인 능력을 쌓는 것, 환경을 바꾸는 것, 작업 과정과 목표를 다시 고려하는 것 등이 있다(Christiansen et al, 2005). 이들도 녹색 돌봄 프로그램에서 달성하고자 하는 성과이다.

5.2. 녹색 돌봄과 치료 공동체

특정한 정신 건강 문제를 배경으로 하는 성인들의 치료 공동체는 영국 전쟁 시기에 실험적으로 두 군데가 생겼는데, 버밍햄의 노스필드NorthField 군병원과 런던의 밀힐Mill Hill이다(Kennard, 1998). 두 곳은 전쟁으로 충격을 받은 병사들의 회복을 도우려는 목적으로 정신 분석 및 사회 학습 이론을 토대로 한 혁신적인 그룹 기반 프로그램이었다. 이 프로그램에는 원예나 농업 활동이 포함되어 있었다. 영국의 국민 보건 서비스에 속한 현대적인 치료 공동체는 이 두 곳에서 진화한 것이다. 두 곳이 치료 공동체의 기원으로 알려지긴 했지만, 이에 앞서 이미 한 세기도 전에 '도덕 치료'라고 불리는 중요한 정신 건강 운동이 있었다. 예를 들면, 사무엘 튜크Samuel Tuke가 1796년에 세운 병원은 정신질환을 치료하는 열악한 환경에 맞서 퀘이커Quaker 교도들이 세운 것이었다. 이러한 곳에서 병원 농장은 치료에 중요한 부분이었고 자급자족하는 개념도 있었다.

20세기 중반 이후, 영국의 교도소에서는 특화된 치료 공동체가 만들어졌다. 이곳에서는 민주적으로 조직한 그룹 치료 프로그램을 사용했다. 따라서 제한적이었으나 다양한 치료적 원예 활동을 할 수 있었다.

일리히Illich(1976)는 치료를 빌미로 사람들의 신체 상태를 병적으로 만들거나, 과도한 치료로 "건강을 가두어 둠으로써" 상태를 더 악화시키던 기존의 방식을 강하게 비판했다. 치료 공동체는 오래된 시설에 있는 경우가 많았으나 전통적인 의료에 굉장히 새로운 시각을 주었다. 거부할 수 없이 강력한 외부의 힘에 건강과 치료를 묶어 두지 말고, 관련된 개인과 공동체가 치유를 책임져야 한다는 시각 말이다. 하지만 이런 시각에는 건강과 건강을 유지하는 과정이 대부분 불가사의하고 정의하기 어렵기 때문에 대중에게 정설로 받아들여지지 않더라도 "신념을 뛰어넘는" 믿음이 필요했다. 이런 탓에 20세기 후반 수십 년 동안 "과학적 정신의학"이 상승세를 탔다. 이 때에는 약물만 광범위하게 사용하고 다른 치료적 대안에는 별로 신경 쓰지 않았다. 농업 분야에서도 발 빠르게 21세기 중반 이후부터 농약, 살충제, 화학비료를 도입했다. 그러나 이제는 이러한 "현대적 방법들"이 복잡한 문제를 해결하기에는 한계가 있다는 공감대가 형성되었다.

가치

치료 공동체의 핵심 가치는 종종 오해를 받아 위험에 빠지는 경우가 있다. 핵심 가치는 정신 활동 또는 인지나 행동에 영향을 주는 약물은 신중하게 생각하며 되도록 사용하지 않는 것이다. 약물이 증상을 완화하기는 하지만 치료에 저해가 되기도 한다. 땅의 건강함을 품은 씨앗을 흩뿌릴 때 제초제를 섞는 바람에 씨앗과 잡초를 다 죽이는 것과 같은 이치이다. 치료 공동체에서는 기분을 좋아지게 하거나 증상을 억제하는 인위적인 방법에 "때가 묻지 않은" 공동체에서 사람들을 살게 해 준다. 가장 주요한 치료 도구는 전체 공동체와의 관계내지는 사람들 간의 관계인 것이다.

녹색 돌봄과 치료 공동체는 변화, 성장, 변형을 기대하는 점에서 분명히 유사하다. 식물과 인간의 정서 발달 사이에서 직접 유추하지 않더라도 '성장'이라는 단어의 의미는 은유적으로 같은 것이다. 치료 공동체로 특화되지 않은 녹색 돌봄 프로젝트는 사람들이 환자 및 구성원으로 참여함으로써 종종 변형의 과정으로 경험된다.

문화

치료 공동체 문화는 여러 이론들에서 기술되었다. 라포트Rapport 는 '사회 정신의학'의 전성기였던 1950년대에 헨더슨Henderson 병원에서 일하면서 민주화(democratisation), 현실 직면(reality confrontation), 공동체 의식(communalism), 방임주의(permissiveness) 등 본질적 주제에 대해 기술했다(Rapport, 1959).

그는 **'질문 문화'(culture of enquiry)**의 중요성에 대해 주로 썼는데, 이는 어느 공동체에서나 일어날 수 있는 모든 것(행동, 조절 문제, 정서적 경험 등)을 항상 사회 구성원이 주시하고, 이들의 질문에 늘 열려 있어야 한다는 것이다(Main, 1946). 구성원들이 지적한 치료 공동체의 또 다른 어려움은 현재 받는 치료로부터 '숨을 데가 없다!'는 것이다. 하이의 치료 공동체 발전 모델(Haigh, 1998)에서 사람들이 참여했을 때의 첫째 과제는 애착 또는 '소속감'을 품는 것이다. 그리고 남아 있고 싶다면 계속 남고 싶을 정도로 정서적 문화가 안전하다고 여겨져야 한다(정신분석학에서 말하는 담아두는 것containment의 개념). 질문하는 문화가 제 기능을 하려면 열린 문화가 필요하다. 어렵고 고통스러운 사안에 대해 자기 목소리를 낼 수 있어야 한다. 이는 의사소통의 원칙이다. 일단 구성원들이 제 목소리를 내기 시작하면 공동의 목적에 더 잘 참여하고, 구성원들 사이에서 자리를 잡아가서 포함되었다는 느낌을 받는다. 치료 공동체에서 민주적 과정을 공공연히 행함으로써 구성원들은 일종의 강력한 권한을 부여받는다고 느낀다. 이는 개인적 대리 과정을 통해 이루어진다. 개인적 대리란 공동체 안에서의 전 과정을 주도하고 스스로 그리고 서로 책임지는 것을 말한다.

이론

치료와 학습은 경계가 불분명하다. 치료가 교육 목적이나 '개발' 활동으로 사용될 때도 있고, 학습이 그 자체로 '개인적 성장'이라는 측면에서 치료적일 수 있다. 치료는 배운 것을 행할 수 있는 기회이기 때문에 학습은 치료에서 매우 중요하다. 가르치는 사람과 관계가 만족스럽지 못하면 간단한 사실 이상으로 배울 수 있는 것이 없기 때문에 치료적 요인이 학습에서 결정적이다. 치료적 과정은 병리학적 관점에서 보면, "문제를 덜 일으키고, 덜 고통 받고, 덜 아픈 것"이 최고다. 하지만 교육적 시각에서 보면 치료는 성장 과정이자 발전과 해방이며, 이렇게 인식해야만 한다.

개인주의가 한창일 때, 서구 문화는 공동생활과 집단생활을 높게 평가하지 않았다. 일례로 어떤 지역 당국에서는 가정 요양 시설에서 학습 장애인이 침대 시트를 빨지 못하게 한다. '강압적'이라는 이유에서이다. 그룹 이론은 이와 근본적으로 다른 견해를 품고 있다. 폴크스Foulkes는 혼자가 아닌 집단 안에서 기본적 사회 경험의 중요성을 설명한다.

개개인(비록 그럴듯한 관념이나 그 자체로 인위적인 개념)은 필연적으로 그들이 사는 세계를 중심으로, 그가 속한 공동체나 집단에 의해 기본적으로 정해진다. 내부와 외부 세계, 체질과 환경, 개인과 사회, 상상과 현실, 몸과 마음 등으로 병치하는 것은 오래된 사고방식이며 옹호될 수 없다. 이들은 어떤 단계에서도 서로 분리될 수 없다. 인위적으로 떼어놓지 않는 이상은 그렇다(Foulkes, 1964).

실행

치료 공동체는 주류가 아니다. 그들은 정신 건강 분야에서 소수 집단일 뿐이다. 수감자 중에서 낮은 비율만 참여하고, 치료적으로 운영하는 학교도 매우 적으며, 중독 치료에서는 대부분 피해 감소 모델을 사용한다. 아마 치료 공동체에서는 '작은 것이 아름답다'는 말이 맞을 것이다. 각자가 "자신만의 토양"에서 성장하고 발전한 후에 이를 가장 잘 아는 사람이 기르고 보살펴 주기 때문이다.

치료 공동체의 프로그램은 거의 계절에 맞춰 운영된다. 영국 국민 보건 서비스 시설에 머무는 기간은 일반적으로 18개월이다. 첫 3개월은 '정착' 기간이고, 마지막 3개월은 '떠날 준비'를 하는 기간이다. 이는 계절 흐름에 맞춘 성숙의 기간이다.

계절의 리듬 및 순환에 따르는 것과 더불어 흔히 사용하는 원예와 농업 개념도 중요하다.

- 상했거나 철지난 대응 기제를 잘라 내고 안전한 테두리 안에서 작업하려면 가지치기(pruning)가 필요하다.

- 가끔 치료 공동체 안의 작업이 무미건조해질 때가 있는데 이때에는 관개(irrigation)를 해야 한다. 이를 심리학적으로 맞춰 가려면 치료 프로그램에 다양한 활동이 있어야 한다.
- 적절한 자양분(nourishment)이 없으면 잘 자랄 수 없다. '거름(fertilizer)'은 공동체 구성원 간에 관계를 만들어 가면서 또는 직원과의 관계에 달려 있다. 전에 이 과정에 참여했던 사람이 다시 프로그램에 돌아와서 사람들을 돌봐 줌으로써 이루어지는 경우도 있다.
- 작물은 작은 구역에 교대(rotation)로 심거나 섞어서 심을 때 가장 잘 자란다. 치료 공동체 프로그램은 종종 치료 재료들(그룹을 혼합한 형태)을 '새롭게 함(refreshing)'으로써 유익을 본다. 또 개인들의 다양한 재능을 활용해 전체 공동체가 건강과 행복을 얻을 수 있다.

녹색 돌봄에는 동물이나 농업에 가볍게 노출되는 것부터 대단히 힘든 신체적 그리고 심리 치료 그룹 활동까지 다양한 프로젝트가 있다. 치료 공동체는 이 범위에서 '가장 힘든 끝부분'에 속해서 필연적으로 도전을 요하고 절대로 홀로 해 낼 수 없다. 치료 공동체는 충돌을 피하지 않고 거의 항상 표출하고 탐험하고 이해하는 장소다. 이러한 무척 어려운 요소를 '엄격한 사랑'이라고도 부른다.

5.3. 녹색 돌봄을 위한 자연환경

이 책에서는 '녹색 돌봄'이 자연환경을 활용하는 다양한 접근법들을 포괄하는 커다란 개념임을 계속해서 강조하고 있다. 녹색 돌봄 프로그램은 자연환경이라는 범주 안에서 수많은 개별 환경을 활용하는데, 한 번도 사용되지 않은 환경은 아마도 없을 것이다.

돌봄 농장과 치료 정원을 녹색 돌봄의 영역으로 분명히 규정한 반면, 시민 농장이나 공동 정원 등은 간과할 수도 있다. 사실 시민 농장과 공동 정원에서 조직된 몇몇 프로그램은 거기에서 일하는 사람이나 참여자에게 녹색 돌봄이라고 인식되지 않는 경향이 있다. 또한 그들 중 대다수가 녹색 돌봄에 대해 들어보지도 못했을지 모른다. 따라서 특히 도시 환경에서, 다른 접근법으로 녹색 공간을 사용하는 방법에 대해 살펴보는 게 좋을 것이다.

5.3.1. 접근 가능한 녹색 공간

녹색 돌봄에서는 자연과 녹색 공간에 접근하는 것이 필수적이다. 사람들이 자연을 접하기 어려운 이유는 도시에서든 교외에서든 여러 가지이다. 그리고 자연을 이용하지 않는 사람들이 자연에서 가장 혜택을 얻을 수 있는 사람들인 경우가 많다. 방해 요소는 다양하고, 최근 연구에서는 주변에 녹색 공간이 있는데도 사람들이 자연을 접하지 않는 데에는 물리적, 사회적, 문화적 이유가 있다고 나타났다(Countryside Recreation Network 2001; Pretty et al, 2005). 이런 방해 요소를 해결했다면 녹색 돌봄 활동에 사용할 녹색 공간을 결정하고 개발할 때에는 최대 접근성과 포괄성을 충족해야 한다.

접근성은 개인-환경의 궁합을 뜻하는 요소이므로 서로 다른 능력의 사람들이 환경을 접하는 정도를 의미한다. '물리적 접근성'은 각국의 표준이나 규제를 정해야 하기 때문에 중요하다. '인지적 접근성'은 사용자가 움직이고 행동하는 데 필요한 정보가 납득할 만한 환경을 말한다. '사회적 접근성'은 환영 받는 분위기와 안전성을 말한다.

환자나 개입 대상의 기능 능력과 필요에 따라 녹색 돌봄 환경의 접근 수준은 다르게 시행된다. 물리적 접근성의 표준은 상대적으로 보편화되어서 환경이 달라도 매우 폭넓게 적용된다. 표준에는 규모, 기울기, 도로 편차, 포장재, 색깔, 신호 표지와 휴식 공간 위치, 비품의 종류 등을 고려한다(SuRaKu, 2008). 식물을 고려할 때에는 독성이 있는 식물, 가시 있고 알레르기 반응을 일으킬 만한 식물, 도로에 열매를 떨어뜨리는 식물, 움직임이나 시야를 방해하는 무성한 식물은 배제한다. 이런 실질적 고려 사항과 함께 참여자들이 문화적으로 민감한 환경 속에서 아늑함과 안전을 느껴야 하고, 선택된 자연환경에 편안함을 느껴야 한다. 약자를 대상으로 녹색 공간을 사용할 때에는 물리적, 인지적, 사회적 접근성은 특히 중요한 고려 사항이다.

5.3.2. 도시의 녹화

도시인에게 녹색 공간을 접하게 하고, 녹색 돌봄 공간을 사용하게 해 주는 것과 더불어 도시의 '녹화'는 다양한 환경, 건강, 경제, 사회적 혜택을 불러와 도심 지역이 지속 가능한 발전을 할 수 있게 해 준다(Relf and Lohr, 2003; Brethour et al, 2007).

도시 녹화는 생물학적 다양성에 기여하고 다양한 식물, 동물, 곤충에게 서식지를 제공한다. 게다가 도시와 교외의 녹색 공간은 미기후(微氣候), 오염, 물 에너지, 아름다운 경관 등에 영향을 끼쳐 생태계 및 환경에 이롭다(Relf and Lohr, 2003; Brethour et al, 2007). 도시의 나무는 '열섬' 현상을 줄이고 급격한 기후 변화를 줄인다. 녹색 기반 시설은 바람과 소음으로부터 쉼터가 되고, 건물에서 반사되는 빛을 덜 받게 해 준다. 식물은 이산화탄소를 빨아들이고 산소를 만든다. 또한 도시의 나무는 오염 물질을 없애서 공기를 좋게 만든다. 식물은 토양의 오염 물질도 없애 준다. 녹색의 자연 지대는 건물이 가득한 곳의 표면에 물이 덜 고이도록 하기 때문에 침수 조절에 좋고 지하수의 물도 다시 저장된다.

앞에서도 강조했듯, 자연과 식물은 스트레스를 줄여 주고, 불쾌함을 낮춰 주고, 진정 효과를 주고, 감정을 긍정적으로 만들어 주고, 화를 누그러뜨리고, 집중이 잘되게 해 주어서 건강하고 활동적인 생활 방식을 북돋운다. 교외 지역과 도시의 녹색 공간에서는 도시 거주민이 쉬고 긴장을 풀기 때문에 도시 녹화로 인한 건강 혜택은 개인부터 전체 사회적 차원까지 걸쳐 있다.

도시 녹화는 건물의 온도 관리 비용을 줄여 주고, 재산 가치를 늘려 주며, 건물과 사회를 더 아름답게 만들고, 사생활을 보호해 주고, 안정성을 높여 준다는 점에서 경제적으로 이롭다(Relf and Lohr 2003; Brethour et al, 2007).

도시 녹화는 이웃과 관계의 질도 높여 주고 이로 인해 시민들의 행동과 책임감을 길러 사회적으로도 이롭다. 시민들이 적극적으로 도시의 '공동체' 녹화에 참여하면 사회적 혜택이 늘어난다. 도시 공동체 녹화는 "도시민들 스스로가 더 건강하고 지속 가능한 사회를 만들기 위해" 사회·생태적 공간, 즉 "식물과 동물을 돌보고 건축물들을 계획하는 리더십과 적극적인 참여"를 말한다(Tidball and Krasny, 2006). 도시 녹화 프로젝트를 통해 이웃 사이의 범죄 및 기타 사회 문제를 성공적으로 해결한 공동체 사례가 있다. 따라서 도시 공동체 녹화는 지역사회의 발전, 이웃의 권한 향상, 사회 개혁, 지역사회 활성화를 위한 도구가 될 수 있다(Westphal, 1999).

도시 공동체 녹화에는 공동 정원 만들기, 도시 농업 프로젝트, 나무 심기와 식물 심기 등의 활동이 있다. 도시 공동체 녹화는 지역 주민이 함께하는 동안 서로 알아 감으로써 사회적 자본과 지역사회의 역량 강화에도 기여한다(Westphal, 1999). 공동체 녹화는 상호간 의존성과 권한을 향상하고 능력을 높여 주고 성취감과 자부심 및 주인의식도 길러 준다. 지역 주민의 참여는 이웃 사이의 정, 주거 만족, 정치의식을 갖는 데에도 긍정적이고 공동체 자원 강화로도 이어진다(Armstrong, 2000).

티드볼Tidball과 크란시Kransy(2006)는 공동체 녹화가 도시의 사회·생태학적 시스템의 회복성을 만들어 줄 수 있다는 생각을 소개했다. 회복성이 없는 시스템은 문제에 취약한데, 기능과 구조를 제어하는 것의 다양성이 도시의 회복성을 길러 준다는 것이다. 도시 공동체 녹화는 도시의 사회적 자본과 인간 자본을 구축한다. 다양한 이해 당사자를 참여시키고, 스스로 단체를 조직하도록 촉진해서 서로 다른 지식을 적절히 적용하고 배우도록 함으로써 말이다. 마찬가지로 '공동체' 녹화 과정도 다른 사람과 녹색 공간을 함께 돌보며 건강과 사회적 혜택이 파생되는 녹색 돌봄 접근법에서는 이미 널리 알려진 주제이다.

5.3.3. 도심의 식량 생산 : 시민 농장과 도시 농업

도심에서 식량을 기르는 개별적 또는 집단적 접근 방법은 여러 가지 녹색 돌봄 사례들과 밀접하다. 사회적·치료적 원예나 돌봄 농장 등의 녹색 돌봄에서는 치료 및 소비 목적으로 채소와 과일을 재배한다. 시민 농장과 공동 정원, 도시 농업의 목적은 배경이나 상황에 따라 다양하다. 개발도상국에서는 이런 시도가 일차적으로 식량 생산과 빈곤을 완화하기 위한 것이겠지만, 선진국의 경우 과거에는 식량 생산이 중요했을지라도 현재는 오락과 여가를 가장 중요하게 고려한다.

생태 치료는 도시 녹색 공간에 대한 접근과 생물학적 다양성 보존에 더 관련되지만 그 부산물로는 영속 농업(permaculture), 유기농 식품 생산이나 도시 정원 속 야생 식물의 확산 등이 있다.

시민 농장

시민 농장 또는 '시민 정원'은 식량 재배를 주요 목적으로 작은 땅을 빌리는 것이다. 영국, 독일, 네덜란드 등 유럽 국가에서 흔히 볼 수 있다. 시민 농장은 집 공간이 너무 작거나 아예 없는 도시 거주민이 식량을 기를 수 있게 해 준다. 여기에서 더욱 중요한 사실은, 다른 사람과 같은 일을 함으로써 서로 가까워진다는 것이다. 따라서 친환경적일 뿐만 아니라 사회적으로도 도움이 되고, 어떤 경우에는 녹색 돌봄 프로그램의 배경이 되기도 한다.

몇몇 유럽 국가에서는 식량 생산에 정원과 시민 농장을 중요하게 활용했다. 예를 들어, 20세기 초 영국은 주말 농장 150만 헥타르에서 영국에서 소비된 과일과 채소의 절반을 생산했다(Pretty, 2002). 도시 지역 시민 농장의 중요성은 산업혁명 이후에 부각됐고, 두 차례 세계대전 동안 식량 부족을 겪는 사람들이 많았을 때 정점을 찍어 1950년대까지 지속됐다.

시민 농장은 도시 문화에서 아주 독특한 공간이 되는데, 크로치와 워드(1997)가 이를 잘 묘사했다. 그러나 시민 농장의 인기는 1960년대의 풍요 속에서 식어 버렸고, 그 결과 많은 토지를 지역 당국이 팔아 버렸다. 비어 버린 시민 농장은 지역사회 단체가 임대해서 종종 공동 정원으로 사용하거나 사회적 · 치료적 원예를 위해 사용했다. 그러니 시민 농장은 녹색 돌봄의 무대인 것이다.

최근 영국에서 시민 농장이 있는 지역은 1만 5000헥타르 미만으로 줄었다(Pretty, 2002). 하지만 아직도 30만 가구가 시민 농장을 돌본다. 1996년 추정 결과, 농산물은 해마다 20만 톤 정도 초과 생산됐는데, 이는 금액으로 5억 6000만 파운드에 상당한다(Garnett, 1996). 하지만 시민 농장의 인기는 젊은 사람에게서 다시 높아지기 시작했다. 임대비가 저렴해서이기도 한데, 어떤 장소는 대기자 명단이 길게 있을 정도였다.

시민 농장의 역사는 각자 다르지만, 여러 유럽 국가들에 있어왔다. 독일의 경우에는 원래 19세기에 몇몇 지자체에서 빈민들이 식량을 길러 먹을 수 있도록 시민 농장을 제공했던 것이 취미용 농장으로 진화했다. 시민 농장을 일컫는 말 중에 '슈레버가르텐Schrebergarten'이 있는데, 이는 19세기 중반 다니엘 고틀롭 모티즈 슈레버Daniel Gottlob Moritz Schreber 박사가 이런 정원의 사용을 권장해 도시에서 온 아이들과 젊은이들이 신선한 공기를 경험하고 운동하고 유용한 작업을 하도록 한 이후에 생겨난 말이다. 그러나 슈레버는 융통성 없고 훈계적인 태도로 아이를 교육하고 돌보는 바람에 자연이 인간의 건강에 주는 혜택을 무색하게 만들었다. 독일에는 현재 140만 군데 시민 농장 구획이 여러 '정원 군락'으로 조직돼 있다. 이 규모는 영국의 시민 농장 구획과 비슷하고 일반적으로 200~400평방미터 크기이다. 독일에서도 마찬가지로 한때 식량 생산의 주 원천이었지만 이후에 취미거리가 돼 버렸다. 침체기도 똑같이 겪었다. 베를린에는 현재 약 8만 군데 구획이 있는데, 이는 2차 세계 대전 직후 20만 군데로 정점을 찍은 후 계속 줄어든 것이다. 그러나 영국에서처럼 독일에서도 특히 젊은 층에 의해 되살아났다. 클라인가르텐Kleingarten은 이제 소중한 사회적, 생태적, 교육적 자원으로 여겨진다. 어떤 곳은 학교 정원이나 장애인 공동체를 위해 사용되었다(Drescher, 2001).

도시 농업

도시(또는 도시 주변) 농업은 도시 또는 도시 경계 주변의 농업적 생계 수단(작물, 가축, 어업, 삼림 활동 등)을 광범위하게 말하는 것이다(Urban Harvest, 2009). 사용되는 땅은 사유지(건물, 발코니, 담, 지붕 등의 부분), 공공 도로 주변의 땅, 강둑 등이다. 도시 농업은 마을이나 도시 안(도시 간) 또는 주변(도시 주변)에 위치해 다양한 식량이나 식량 외 생산물을 기르고, 가공하고 도심에 배분하는 산업이다(Mougeot, 2006).

시골의 농업처럼 도시 농장은 수익 목적이나 식량 생산을 위해 행해진다. 도시 농업은 두 가지 점에서 식량 안보에 기여한다. 첫째, 도시 사람들이 이용할 수 있는 식량의 양을 증가시킨다. 둘째, 신선한 채소와 과일을 도시 소비자가 이용할 수 있게 한다. 도시 농업 프로젝트는 시골 농장처럼 녹색 돌봄을 촉진하고 녹색 돌봄 환자들의 보호 고용도 제공한다.

5.3.4. 도심의 식량 생산 : 도시 농장과 공동 정원

공동 정원은 미국에서 수년간 성공적이었다. 지역사회가 함께 버려진 공간을 바꾸어 주로 식량을 생산해 왔던 것이다.(식량만 생산한 것은 아니다.) 뉴욕의 그린썸Green Thumb은 뉴욕 당국이 홍보하는 도시 공동 정원 프로그램인데, 쓰레기와 쥐와 폐차로 더러워진 빈 땅을 공동 정원으로 만드는 것을 목적으로 한다(Pretty, 2002). 1995년에는 뉴욕에 있는 700군데 공동 정원을 관리하는데 약 2만 가구가 적극적으로 참여했다.

1960년에 영국 단체들은 미국의 공동 정원 운동에 영향을 받아 지역 인근의 버려진 땅을 공동 정원(자신들의 필요를 충족하기 위해 지역사회가 운영하는 장소)으로 사용하기로 정했다. 몇 년 동안 공동 정원의 수가 증가해 1972년에 영국에서 도시 농장이란 개념이 뻗어 나가 런던의 캔티시 타운Kentish Town에 캔티시 타운 도시 농장이 만들어졌다(Folkes, 2005). 공동체를 형성한 지역 주민들은 정원 공간을 넘어 가축들도 수용할 만한 더 커다란 프로젝트를 행하기로 정했다. 가축을 포함한다는 생각은 네덜란드 아동 농장 운동에 영향을 받은 것이기도 하다.

도시 농장과 공동 정원은 도심의 지역사회가 관리하는 프로젝트이며, 사람과 동물과 식물을 대상으로 한다. 아주 작은 야생 식물 정원부터 집안에 마련한 과일과 채소 구획, 공동체 비닐하우스부터 대형 도시 농장까지 다양하다(FCFCG, 2009). 어떤 도시 농장은 피고용인에게 급여를 주거나 지역 당국과 동반 관계로 운영되지만, 거의 대부분 자발적으로 참여하는 사람들에 의존한다. 도시 농장의 목적은 지역사회의 관계를 개선하고 빼곡한 건물 속에 갇힌 사람들에게 원예와 농장에 대한 의식을 길러 주는 것이다.

도시 농장은 도시 거주민에게 가축 및 작물과 상호작용하도록 해 준다. 시골 농장 같은 곳을 방문하지 못하는 사람들에게 도시 농장은 그들에게 가축을 어떻게 기르는지 보도록 해 주어서 '농업'과 '식량'의 관계를 알 수 있게 해 준다. 도시 농장은 교육, 환경, 자연 보호 활동 등을 초점으로 이루어지고, 대다수 도시 농장에서도 체계적 녹색 돌봄 활동을 다양한 약자들에게 제공한다.

5.3.5. 도심의 식량 생산 : 공동체 지원 농업과 꾸러미

녹색 돌봄에서 의미 있는 또 다른 식량 생산 모델은 공동체 지원 농업(Community Supported Agriculture, CSA)이다. 이 모델은 상대적으로 새로운 사회경제적 식량 생산, 판매, 분배 모델이다. 이 모델의 목적은 음식의 질을 높이면서 잠재적 식량 손실과 생산자의 재정 위험을 현저히 줄이는 것이다. 지난 20년 동안 미국과 캐나다에서 CSA의 인기가 높아져 현재는 1000군데 이상 CSA가 존재한다. CSA의 인기가 높은 이유는 소비자들이 지역의 제철 먹거리를 농부에게서 직접 살 수 있기 때문이다(Pretty, 2002). 일반적으로 농부들은 채소를 꾸러미 상자(어떤 농장에서는 고기, 꽃, 허브 등을 넣기도 했다.)에 담아서 얼마만큼의 '힐딩량'을 시장에 푼다. 이에 관심 있는 소비자들은 이 할당량을 구매하고, 농사철 내내 매주 제철 생산물을 담은 상자(봉투나 바구니)를 받는다.

많은 녹색 돌봄 프로그램에서처럼 CSA는 소비자와 이해 당사자가 일반적 수준을 넘어서 훨씬 깊게 관여한다. 둘 사이의 관계는 일반적인 소비자—생산자 사이보다 끈끈하다. 제철 생산물 전체를 구매할 예산을 댈 용의가 있는 응집된 소비자 집단을 만들어 질 좋은 식량을 공급하는 것이 핵심 의도이다.

영국의 꾸러미 숫자는 CSA를 넘어선다. 꾸러미는 1990년 초반에 시작되어 현재 550군데에서 가정에 매주 물품을 공급한다. 농부들은 기본적인 채소 공급을 약속하고 계절에 따라 다른 생산물을 추가한다. 시간이 지나면서 고객들 요구에 발맞추어 농장 내 생산물이 점차 다양해졌다.

CSA와 꾸러미의 핵심 원리는 식량뿐만 아니라 농장 전체를 지원하는 일에 대해 자금을 지급해 달라고 강조하는 것이다. 이는 농부와 소비자 사이의 결합으로 식량 품질을 보증한다. 이를 통해 사회적 책임감을 고취해 농업 문제를 소비자들이 이해함으로써 농업 풍경을 더 다양하게 만들어 준다(Pretty, 2002). 대다수 농장은 이미 녹색 돌봄 서비스를 농업 생산과 결합해 제공하거나, 이를 가능하게 만들려고 1헥타르당 더 많은 사람을 고용할 수 있도록 최적화 하였다. 그리고 전통적 농장보다 훨씬 작은 농장 지역에도 생계를 지원한다.

5.3.6. 공동체 운영 농장

조금 다르지만 CSA 개념과 연관되는 것이 공동체 운영 농장이다. 선진국 대부분의 농지는 개인이나 기업이 소유하는데, 이들은 스스로 땅을 경작하거나 다른 이를 고용하거나 임차인에게 빌려 주어 경작한다. 그러나 일반 상품을 소유하는 것처럼 농지를 실제로 '소유할' 수 있는가라는 관념은 의심해 봐야 한다. 땅은 개인적 이득을 위해서가 아니라 공리를 위해 존재해야 하기 때문이다.

영국에서 처음으로 만들어진 대안적 소유권 모델이 '공동체 토지 신탁'이다(Community Land Trust, 2008).

> 땅은 시장에서 떨어져 나와 이득을 취하는 활용에서 분리되었다. 그래서 토지의 가격 거품이 사라졌고 장기적으로 지속 가능하고 온당한 지역개발이 가능하게 됐다.

만약 농장에서 녹색 돌봄 서비스를 제공할 수 있다면 이 농장은 재정적으로 안정적이어야 한다. 공동체 농장 운영에 농부들 외에도 많은 사람을 참여시키는 것이 농장을 활성화하는 방법이다. 이들이 참여하면 농장 기업에 돈, 기술, 열정뿐만 아니라 새로운 생각이 들어오고, 재정적·사회적 자본도 생겨난다.

영국에 공동체 토지 신탁이 많지는 않더라도 의심의 여지가 없는 이유는 이 신탁을 만들기 위해 상당한 노력을 했기 때문이다. 이에 대한 사례 연구는 최근 만들어진 농장(포드홀 농장Fordhall Farm)에 지분을 가진 사람들이 재정적으로 지원을 하는 동기에 대해 헤가티Hegarty(2008) 및 홀린스Hollins와 홀린스Hollins(2007)가 제시했다.

6 녹색 돌봄과 연관되어 사용된 이론과 생각들

이 장에서는 다양한 녹색 돌봄 접근법과 함께 사용되어 왔던 개념, 이론, 모델을 간략하게 검토할 것이다. 주의 회복 이론(Attention Restoration Theory, ART)처럼 어떤 것들은 특정 개입(ART에서의 치료적 원예)과 긴밀히 연관되어 있는 반면, 다른 것들은 녹색 돌봄의 맥락에서 더 일반적으로 사용되어 왔거나 전혀 사용되지는 않았어도 의의가 있는 것들이다. 여기에서 간략하게나마 설명하고자 하는 이유는 관련 문헌의 방향을 제시하는 역할을 하기 위해서다.

6.1. 다원적 메커니즘

녹색 돌봄이 인간의 건강과 행복에 주는 이로운 효과는 각양각색의 메커니즘(심리적, 사회적, 생리학적)을 통해 이루어진다. 동물이 인간에게 이로운 이유는 동물이 자연의 일부이기 때문이다. 동물은 만지고 쓰다듬기도 좋고, 돌봐 주는 대상이자 사회적 동반자 또는 사회적 촉매제 역할을 한다. 그리고 사람들이 공을 들여 가까이 해야 하는 대상이어서 관계 맺기에 성공하면 자기 효능과 대처 능력이 향상되는 면이 있다. 식물이나 정원, 그 외 농장 환경 등에서 일하고 이를 경험하는 것도 효과가 비슷하다. 이때 인간의 건강과 행복에 주는 긍정적 영향이 다양한 모습으로 나타나면서 여러 메커니즘이 동시에 또는 연속으로 작용할 것이다. 이 메커니즘은 대상 집단, 자연형태, 환자에게 제공되는 서비스에 따라 달라진다. 틀림없이 확실한 개인차 외의 나머지는 전부 어떤 메커니즘이 지배적인가에 따라 예측해야 한다. 사실, 이러한 점은 연구를 매우 어렵게 만들기 때문에 몇몇 연구들의 결과가 서로 상충되는 이유가 되기도 한다.

6.2. 생명애 가설

생명애 가설에서는 인간에게 본능적으로 자연 세계에 대한 애착이 있다고 주장한다. 생명애 가설을 논할 때 가장 자주 인용되는 사람은 자연주의자인 에드워드 윌슨E. O. Wilson이다. 그의 저서 『바이오필리아Biophilia(Wilson, 1984)』는 대단한 영향력을 미쳤다. 생명애 가설이란 개념은 켈러트Kellert와 윌슨Wilson(1993)이 편집한 『생명애 가설The Biophilia Hypothesis』이라는 에세이 모음집에서 전개되었다.

윌슨은 생명애를 "인간이 가지고 있는, 다른 생물에 대한 선천적인 정서적 소속감"이라고 표현했다. 선천적이라 함은 유전적이란 뜻이므로 근본적으로 인간 본성을 이루는 것이다. 생명애는 다른 복잡한 행동 패턴처럼 정해진 것과 이에 대응하는 학습 법칙에 영향을 받을 가능성이 크다. 정해진 것에 대응하는 학습은 다른 것에 맞서 대응하거나 이에 저항하는 법을 배우는 경향을 말한다. 부족하지만 이런 본성에 대한 근거에 의하면, 생명애는 어떠한 단일 본능이 아니라 따로 떼어내서 개별적으로 분석할 수 있는 복합적인 학습 법칙이다(Kellert and Wilson, p.31).

생명애 가설은 "생명과 생명을 닮은 과정에 주목하려는 선천적 경향"이 태초로부터 이어진 인간의 생물학적 욕구가 된 이유와 방법을 설명하려고 한다(Wilson, 1984, p.1). 윌슨은 이 욕구가 우리의 실질적, 물리적 지속성뿐 아니라 미학적, 지적, 인지적, 영적 의미와 만족을 향한 갈망에도 영향을 준다고 강조했다(Kellert and Wilson, 1993).

켈러트와 윌슨은 생명애 가설이 다음과 같다고 결론지었다.

- 선천적이다.(즉 생물학적인 기반)
- 인간 종의 진화 유산의 일부이다.
- 인간의 경쟁 우위와 유전적 적합성과 관련된다.
- 개별적 의미와 사적인 충족을 이룰 가능성을 높여 준다.
- 자연을 보존하고 돌보는 인간 윤리, 특히 삶의 다양성을 위한 자아 기반이다.

생명애 가설은 인간이 살아 있는 자연 요소들(식물 및 동물 등)의 존재와 조건 속에서 선택적으로 적응한다고 이론화한다. 동물은 인간에게 환경에 대해 알려 주는 정보 제공자이다. 예를 들어 동물이 움직이지 않거나 흥분하지 않았다면 주변에 위험이 없다는 뜻이고, 이는 곧 행복하고 안전하다는 신호이므로 사람들이 편히 쉴 수 있다는 의미가 된다(Melson, 2000). 정원의 왕성한 식물과 꽃은 매력적으로 주변을 이루어 안전한 환경에서 마음을 편안하게 해 준다.

더 넓은 측면에서 생명애는 다양한 심리학 사상 중의 하나로 사람들이 자연과 상호작용하게끔 동기부여해 주는 방법을 알려 주고, 녹색 돌봄에서는 자연으로부터 치유 효과를 얻는 방법을 알려준다.

6.3. 주의 회복 이론

녹색 돌봄, 특히 치료적 원예와 관련되어 사용된 이론 중 하나가 야외 환경을 통한 주의 회복 이론이다. 캐플란Kaplan과 캐플란Kaplan(1989)은 서로 다른 풍경화들에 대한 선호도를 관찰하면서 '회복적 환경'이라는 개념을 발전시켰다. 회복적 환경은 정신적 피로 회복에 아주 중요한 역할을 한다.

이들은 어떤 과제에 주목할 때 이를 방해하는 영향을 억제하려는 노력 탓에 정신적 피로가 생겨난다고 주장한다. 자연을 바라보거나 경험하는 것은 원래 흥미롭고 자극을 주는 것이다(즉 매혹적이다). 따라서 아무 힘도 들일 필요 없이 비자발적인 주의를 불러일으키기 때문에 회복적이라고 할 수 있다. 회복적 경험에는 다음과 같은 요소가 있다.

벗어남(Being away)은 삶 속에서 탈출하는 느낌으로, 평소에 생각은 하지만 항상 이를 택하지는 않는다. 꼭 물리적 변화여야 할 필요는 없고 관념적 변화를 의미하기도 한다.

매혹함(Fascination)은 노력하지 않아도 어떤 주의를 끄는 능력으로 주의를 의도할 필요가 없다. 매혹은 과정(활동을 하는 행동) 또는 내용(경험하는 대상 고유의 본질, 풍경 자체 등)에서 비롯된다.

규모(Extent)는 유의미하고 구조화된 '전혀 다른 세계' 속에 존재한다고 느끼게 하는 환경적 속성이다.

호환성(Compatibility)은 개인이 환경이나 활동에 가지는 친밀감으로 대상에 몰입하는 데 주의를 의도할 필요가 없게 한다.

캐플란과 캐플란(1989)은 회복적 환경이 주는 혜택이 의도된 주의뿐만이 아니라고 말했다. 다른 회복적 배경에 대해서도 어떤 매력적인 특성이 있느냐에 따라 다르게 주의 회복과 성찰의 기회를 준다고 말했다. 그들은 매력의 질이 '강'에서 '약'까지 있다고 주장했다(Kaplan, 1995). '강한' 매혹은 굉장히 강렬해서 주의를 완전히 빼앗아 생각의 여지를 아예 없애기니 적게 만든다. 반면 '약한' 매혹은 주의를 적당히 뺏기 때문에 '성찰'은 가능하다. 헤르조그Herzog 등 (1997)은 "놀이 공원, 록 콘서트, 술집, 비디오 게임, 파티"가 '강한' 매혹의 배경이고, 자연환경은 '약한' 매혹의 배경이라고 말했다(Kaplan, 1995; Herzog et al, 1997).

암과 같은 주요 질병에서는 '주의 피로'가 생길 수 있다. 운루Unruh, 스미스Smith, 스캐멜Scammell(2000)은 유방암이 있는 여성 몇 사람을 연구했는데 정원 돌보기와 자연환경을 '회복적'으로 경험했다고 주장했다.

6.4. 자연과 스트레스 회복

캐플란과 캐플란의 모델을 대신해 로저 울리히Roger Ulrich는 스트레스 회복 모델로 자연환경의 혜택을 설명했다. 울리히는 자연 풍경과 자연 그 자체의 효과는 인간의 진화 과정에서 생긴 것이지, 캐플란이 주장한 것처럼 이성이나 인지에 관한 것이 아니라고 보았다. 호환성을 예로 들면서 울리히는 호환성이 정교하고 복잡한 기능으로 개인적 성향과 경험에 달려 있는 것이지 선천적이고 본능적인 반응은 아니라고 생각했다. 울리히는 인간이 자연환경에서 진화하기 시작한 이래 환경에 긍정적으로 반응한 사람에게는 자연(회복적)환경 속에서 스트레스 자극으로부터 더 빨리 회복될 수 있는 진화적 이점이 파생되었다고 주장한다.

이와 관련해서 많이 인용되는 연구로, 울리히는 담낭 절제술에서 회복하는 환자들 중 침대에서 나무가 보이는 곳에 있던 사람들이 벽돌담이 보이는 곳에 있던 이들보다 훨씬 회복이 빨랐음을 밝혔다(Ulrich, 1984). 후속 연구에서(Ulrich et al, 1991) 대상자를 관찰한 결과, 사람이 다치는 장면이 나오는 영화를 본 뒤에 교통 체증이나 도보 장면이 있는 비디오를 본 사람들보다 자연의 경치를 담은 비디오를 본 사람들의 심박동 수와 EMG(근전도)가 더 빠르게 회복된다는 것을 밝혔다. 이 결과는 자연환경에 대한 초기 반응이 생리적, 심리적 상태에 급격한 변화를 야기한다는 이전 연구 결과와 일치하는 것이다(Ulrich, 1983).

캐플란(1995)은 주의 피로를 스트레스 메커니즘에 통합한 모델을 제안했다. 이 모델에서 주의 피로는 스트레스 반응을 야기한다. 스트레스 반응 탓에 생기거나 굉장히 불쾌한 자극에 의해 스트레스 반응과 함께 생기기도 하는 것이다. 그러므로 여러 가지 복잡한 심리적 메커니즘이 스트레스와 주의 피로가 생기는 과정에서 작용하고, '회복적 환경'과 경험 내에서도 작용할 공산이 크다고 할 수 있다. 다른 활동에서도 손재주나 사회 기술을 개발할 기회가 있는 데도 어째서 원예와 정원 돌보기가 재활에서 널리 쓰이는지 그 이유를 이 메커니즘으로 설명할 수 있을 것이다. 따라서 자연환경을 선호하는 것과 농업, 원예, 정원 돌보기 외에 여타 녹색 돌봄 양식에서 자연과 상호작용하는 것은 진화적 기원에서 비롯된 것이며 이와 함께 문화적으로 학습되어 보완된 행동이라고 할 수 있다.

6.5. 치료적 풍경과 녹색 돌봄

특정 풍경이나 환경이 건강과 행복을 촉진한다는 견해를 연구한 사례는 많았다. 게슬러Gesler(1992, 1993)는 치료 또는 치유에 관한 장소를 연구하고 알아가면서 '치료적 풍경'의 구성을 앞당겼다.

게슬러(1992)는 치료적 풍경을 구성해 내는 데 여러 가지 주제를 가져와서 사용했다. 그는 치료적 풍경을 "내적/의미(자연환경, 건물 환경, 현장감, 상징적 풍경, 일상 활동 등)와 외적/사회적 맥락(신념과 철학, 사회관계, 불평등, 영유권 등)으로 분류했다. 그는 이 주제들은 치료 공동체 개념에 반영되어 있고, 환경적 요소와 사회적 요소가 상호작용하는 지점으로 치유 과정을 만들어 낸다고 주장했다. 그가 조사한 치유 장소로는 그리스 에피다우로스의 아스클레피오스 성전(1992), 프랑스 루르드의 로마가톨릭 성소(Gesler, 1996) 등이 있다. 게슬러는 원래 심오한 영적 의미와 치유의 역사를 품은 장소에 주목했지만, 수많은 풍경과 활동에 대한 다양한 시각을 받아들여 개념을 확장했다. 예를 들어 밀리건Milligan 등(2004)은 시민 농장의 이로움에 대한 노인들의 생각이 어떠한지 알아보는 연구에 이러한 인식을 활용했다. 하지만 치료적 풍경은 정원 돌보기와 같은 녹색 돌봄 접근법에는 널리 적용되지 않고 주로 문화 지리학자들이 사용했다. 따라서 녹색 돌봄의 사회학을 더 이해하는 데 이 개념을 활용할 잠재성이 많이 남아 있다.

6.6. 실존 이론

실존 접근법은 안드리스 바트Andries Baart가 개발한 이론인데, 위트레흐트의 불우이웃들과 함께하는 교회 목사들을 오랫동안 연구한 결과에 근거한 것이다(Baart, 2001). 이 방법은 친밀함과 애정에 대한 보편적 욕구 때문에 돌봄에 참여하는 것으로 요약된다(Kal, 2002). 일반적으로 사람들은 단체 속에서 번영하고, 오랫동안 타인과 함께하지 못하면 번성하지 못한다. 실존 접근법에서는 돌봐 주는 이들이 환자들에게 '돌봄의 존재'를 제공한다. 이때 두 사람 사이에는 어떤 계급적 차이도 없어야 한다. 어떤 문제도 표현하거나 분석하지 않고, 목표도 세우지 않으며, 목표를 향한 방안도 계획하지 않는다. '돌봐 주는 자'는 그저 조심스럽게 존재하는 것이다.

실존은 잠재적으로 모든 사람이 스스로 자기 삶을 개척하는 능력이 있다는 가정에 기반을 둔다. 이는 신뢰의 문제이다. '대상자'는 의미 있는 관계에서 받아들여지고, 돌보는 사람은 도움을 제공하는 것과 대상자 자신의 능력에 대한 신뢰 사이의 균형을 유지해야 한다. 후자에서 대상자는 '이해받고', '중요하게 여겨진다고' 느낀다. 돌보는 사람은 전문적으로 행동하되 친밀한 관계로 대해야 한다. 대상자의 세계와 경험을 지향하는 것이 실존 접근법의 핵심이다. 거기에 함께 있는 것이다. 바트는 목사들이 환자들을 돌볼 때 거의 이렇게 접근하지 않고 개입에 초점을 두는 경우가 많다고 생각했다(Baart, 2001; Kal, 2002). 조심스럽고 활발한 대인관계가 성장, 학습, 발전을 만들어 낸다는 것은 분명함에도 불구하고 말이다(Droes, 2003).

6.7. 노동과 고용

연구 결과에 따르면, 사람이 지속적으로 고용되어 있는 상태가 심리적, 육체적 건강에 더 좋다고 한다(Isakssson, 1989; Bartley et al, 2004). 직업이란 단지 소득을 얻는 수단이 아니라 소속감도 주기 때문이다. 또한 업무 활동에 참여하는 것이 정신질환이나 정신적 어려움을 겪은 사람들에게 회복을 느끼게 해 주었다는 연구도 있다(Michon, 2006).

고용은 정신질환이 있는 사람이 적극적인 시민으로서 사회에 참여할 수 있게 해 준다(Boardman, 2003). 노동과 고용은 정신 건강의 맥락에서 매우 중요하다. 왜냐하면 이런 문제가 있는 사람 중 압도적 대다수가 어떻게든 유의미한 활동에 참여해서 능력을 발휘하고 다른 이의 기대를 충족시키고 싶어 하기 때문이다(Grove, 1999; Secker et al, 2001; Boardman, 2003). 직장은 정신 건강에 문제가 있는 사람에게 중요하다. 이들은 고용 되지 않은 상태나 삶의 체계, 목적, 정체성을 잃었다는 부정적 영향에 특히 민감하기 때문이다(Bennett, 1970). 정신 건강 문제 탓에 이미 사회적으로 배제된 사람들에게 실업은 고통이 가중되는 현실이다.

베넷Bennett(1970), 야호다Jahoda(1982), 워Warr(1987), 셰퍼드Shephard(1989), 보드만Boardman(2003)은 정신 건강 문제의 유무를 떠나서 사람들에게 미치는 노동의 사회적, 심리적 기능을 열거했다.

· 직장은 시간을 유용하게 활용하게 해 준다. 시간 경험에 차이를

만들고, 여가 시간이나 휴일에 의미를 부여한다.
- 직장은 사회적 정체성과 신분을 부여하고, 사회 접촉과 지지도 해 준다.
- 기술을 개발할 기회를 주고 2차 장애가 생기는 것을 방지한다.
- 사람들이 서로 필요로 하고, 집단의 목표가 있으며, 상호의존적임을 알게 한다.
- 활동을 어떻게 해서든 하도록 만든다. 성취감도 맛보고, 몸이 피곤해지는 것도 경험하게 하여 결과적으로는 몸 상태를 좋게 만든다.
- 직장은 타인을 위해 무언가를 하는 것이다. 반대로 여가 활동은 대부분 자신만을 위해도 된다.

모든 업무 환경이 이런 긍정적 기능만 갖고 있지는 않다. 각각의 업무 환경은 사람에게 기회를 주거나 한계를 지우는 특성이 있다(Warr, 1987). 위의 '비타민 모델(Vitamin Model)'에 따르면, 직장에서 업무 자율성, 업무 요구, 사회적 지지, 기술 활용도, 업무 다양성, 업무 피드백이 부족하면 피고용인의 정신 건강이 악화된다고 한다. 업무와 직장에서 녹색 돌봄이 중요한 이유는 위에 열거한 것처럼 약자들에게 긍정적인 업무가 되는 활동에 참여할 수 있게 해 주면서도 부정적인 면은 최소화하기 때문이다.

6.8. 인본주의 심리학의 통찰력

인본주의 심리학에서는 인간이 부품으로 전락해서는 안 된다고 강력히 주장한다. 인간은 선택을 하고 책임을 지며 의미를 찾는 존재이기 때문이다. 여기에는 결정론을 기부하고 병리학보다는 긍정적 성장을 중시하는 움직임이 있다(Bugental, 1964). 매슬로Maslow에 따르면 모든 인간에게는 기본 욕구가 있다. 기본 욕구란 안전, 애정과 소속감, 자존감, 성취와 존중을 말한다. 이러한 기본 욕구가 충족되지 않으면 불안해한다. 또 성장, 의미, 자기실현의 욕구도 있다(Maslow, 1971). 기본 욕구가 구현되는 방법은 사람마다 다르고, 개인의 성격에 따라 다르다.

자신이 하는 일에 완전히 몰두하는 것은 집중의 힘을 통해 가능하다. 사람의 행동 및 정신 상태에서 나오는 완전한 참여 및 성취를 '몰입flow'(Csikszentmihalyi, 1996)이라고 한다. 몰입은 삶을 풍성하게 하고 삶에 의미를 주는 최고의 경험이다. 칙센트미하이Csikszentmihalyi는 몰입의 전제 조건으로 명확한 목표, 집중, 직접적이고 즉각적인 피드백, 능력 수준과 도전 사이의 균형을 말했다. 활동은 본질적으로 보람을 느끼게 해 주기 때문에 행동에는 노력이 필요 없다.

프랭클Frankl(1959)은 '의미 찾기'를 중요시했다. 그는 '의미 요법'을 창시했는데, 이는 일종의 심리 치료 형식으로 대상자가 미래에도 할 수 있는 과제와 유용한 활동에 집중한다. 프랭클에 따르면 활동을 하거나 가치 있는 무언가에 관여하는 것은 매우 중요하다. 만약 의미를 찾고자 하는 욕구가 좌절되면 신경증이 일어날 수도 있다.

안토노프스키Antonovsky(1987)는 건강과 질병을 엄격히 구분할 수 없다고 말했다. 모든 사람은 완전한 건강과 질병 사이의 어딘가에 있다. 한 사람이 보이는 일관성이 그 위치를 크게 좌우하고 방향이 건강을 향하는지 질병을 향하는지도 결정한다. 일관성은 포함성, 관리성, 의미성의 세 가지로 이루어진다.

포함성이란 질서정연하고, 일관되고, 구조화되어 이성적으로 타당하다고 인식할 수 있는 사건의 범위를 말한다. 관리성은 자기가 대응할 수 있다고 느끼는 범위를 말한다. 의미성은 세상이 살 만하다고 느끼는 정도, 혼신을 다할 만큼 도전할 가치가 있다고 느끼는 성도를 말한다.

실증적으로 잘 정의된 자기 결정 이론(Deci and Ryan, 1985, 2000)은 위의 개념과 부합된다. 이 이론에는 능력 욕구, 자율 욕구, 관계 욕구라는 세 가지 기본 욕구가 있다. 이 욕구들을 충족하는 데 도움이 되는 맥락은 자연적 성장 과정과 더불어 내적 의욕 행동과 외적 의욕의 통합을 가능하게 한다. 자율, 능력, 관계의 욕구를 미연에 없애면 의욕, 수행 능력, 행복감이 낮아진다. 따라서 개인적 성장과 행복을 위해선 도전, 사회적 · 물리적 환경의 통제, 만족스러운 만남, 안전을 경험하고 스스로의 행동을 정돈하고 규제하는 능력이 있어야 한다.

6.9. 건강 생성 이론

건강 생성이란 개인의 건강에 기여하는 요소들이 늘어선 과정이다. 이는 질병, 질환, 아픔(발병) 뒤에 있는 과정과는 반대 과정이다. 건강 생성 이론은 아론 안토노프스키Aaron Antonovsky가 제2차 세계대전 당시의 강제수용소를 연구하면서 발전시켰다. 그의 프로젝트는 사람들이 아픔이나 병의 증상이 아닌 건강을 지향하는 정도를 연구하고 측정하는 것이었다. 그는 이러한 관점에서 건강과 아픔에 대한 새로운 사고방식, 즉 '건강 생성적 사고'(Antonovsky, 1979; Antonovsky, 1987)를 고안했다. 이는 전통 의학, 병리학, 병원(炳原)학적 사고와는 대비된다. 안토노프스키는 나이 및 사회적, 문화적 맥락에서 건강을 이해해야 한다고 강조했다(Antonovsky, 1985). 그는 '일관성'이라는 개념을 도입하면서, 이 개념이 건강 및 삶의 균형과 질에서 매우 중요하다고 강조했다(Antonovsky and Sagy, 1986). 안토노프스키에 따르면, 인간은 삶을 살아가며 항상 일관성과 전체성을 얻기 위해 분투한다고 한다.

첫 저서인 『건강, 스트레스, 대처 방법』(1979)에서 안토노프스키는 건강을 '일관성'으로 정의했고, 이를 일관성 척도(Sense of Coherence Scale; SOC)로 잴 수 있다고 주장했다. 이 척도는 건강 생성적 관점에서 건강을 측정하려고 고안되었다(Antonovsky, 1984). 일관성은 다시 포함성, 관리성, 의미성의 세 가지 개념 또는 측면으로 나누어진다. 이들은 각각 세 가지 하위 척도로 측정할 수 있다(Antonovsky, 1987). 안토노프스키는 일관성은 인지적, 정서적, 동기적,

존재적 요소에 따라 다르다고 했다. 그는 빅터 프랭클(Frankl, 1963, 1978; Frankl et al 1970)의 실존 정신의학과 실존 심리 치료를 참고했고, 대처 능력에 대해서는 라자루스Lazarus의 이론(Lazarus, 1984)을 인용했다.

안토노프스키는 SOC 점수가 높은 환자는 스트레스 요인에 회복성을 더 많이 갖고 있어서 스트레스를 경험할 때 SOC 점수가 낮은 환자들보다 더 잘 대응할 것이라고 상정했다(Antonovsky, 1984; Antonovsky, 1987). SOC 점수는 매개나 조정 요소로 사용할 수 있다(Eriksson, 2006).

6.10. 회복 모델

'회복 모델'은 전통적인 정신의학적 실행의 대안으로 각광받았는데, 녹색 돌봄에 적용될 때에도 여러 측면, 즉 지속 가능성, 전체론, 정통성, 성장과 발전 중심이라는 측면에서 의의가 있다. 이를 비판하는 이들은 회복 모델이 개념(녹색 돌봄과 연관될 때)으로서는 불분명하고 산만하다고 주장한다. 이는 '회복'이 어떠해야 하는지 알려주는 '전문가'가 아니라, 회복을 직접 겪는 서비스 이용자들이 규정한 바를 고려한다면 반박할 수 있다.

또 다른 측면은 질병과 병리학을 중시하지 않고 보다 긍정적인 사고방식을 취한다는 점이다. 클로닝거Cloninger(2006)는 「행복한 삶: 행복을 위한 여정」에서 이에 대해 저술했다. 이는 근거에 기반을 두고 결정하는 가차 없는 합리주의에 맞서 근본적 가치 기반을 정의하려는 모험이었다. 현재 풍토에서 살아남으려면 '근거 기반의 실행'이 필요했을 수도 있지만, 적어도 정신 건강에서만큼은 이것만으로는 부족하다고 많은 사람들이 느꼈다. 펄포드Fulford(2004)는 이를 도덕철학의 원칙에 연관시켰고, 세인스버리Sainsburys 정신건강센터의 우드브리지Woodbridge와 펄포드Fulford(2005)는 실행가들이 그들의 실행 기저에 깔린 가치에 대해 조사할 수 있도록 워크북을 만들었다. 가치는 학술 논문에서는 거의 언급되지 않지만, 녹색 돌봄 현장이나 치료 공동체의 작업에서는 중요하다고 자주 언급되었다. 이런 경우에는 생물학적, 심리학적, 사회적 욕구와 마찬가지로 영적 욕구를 이해하는 것이 중요하고, 그러한 욕구를 충족시켜주는 자연과 함께하는 작업의 힘이 그 가치이다. 이는 점차 널리 받아들여지고 있으며, 월터Walters는 이를 다음과 같이 기술했다(1994).

> 소규모 공동체는 다양성 면에서 도시와 경쟁이 되지 않는다. 그러나 예술의 가장 큰 만족은 단순히 즐기는 데 있지 않고 창조하는 데 있다. 공동체가 의도한다면 대도시와는 비교할 수 없는 것들을 이 분야에서 제공할 수 있다. 창작 시간, 관심 있는 관중들, 영감을 주는 주변 자연 그리고 내적 삶을 탐험하고 발전시킬 수 있는 기회 등을 말이다(p. 30).

영국의 협동 프로젝트에서는 '정신 건강 회복 별점(Mackeith and Burns, 2008)'을 만들었다. 이는 10점 척도, 즉 10개로 구성된 자기 보고형 평가 도구이다. 보기에도 좋고 사용자 친화적인 형태로 각각의 '회복' 축을 명료하게 설명하고 있다. 10가지 축은 다음과 같다.

- 자기 돌봄
- 생활 기술
- 사회 네트워크
- 직장
- 관계
- 중독 행동
- 책임감
- 정체성과 자존감

- 신뢰와 희망
- 정신 건강 관리

이 중 녹색 돌봄이 의도하는 성과와 얼마나 많은 요소가 겹치는지는 자명하다. 수반되는 가이드에서는 각 척도의 점이 무엇의 유무를 의미하는지, 별 모양 그래프가 나타내는 바가 문제인지 진전인지를 설명한다.

6.11. 자기 효능

사회적 인지 이론에 따르면, 사람의 인지, 행동, 환경은 끊임없이 서로 관계를 맺는다. 따라서 치료 목적은 사람의 자기 인식을 바꾸어 자기 효능, 자존감, 통제위를 개선함으로써 행동을 긍정적으로 변화시키는 것이다. 앨버트 반두라Albert Bandura(1977)는 자기 효능이란 장래의 상황을 헤쳐 나가는 데 필요한 행동 방침을 얼마나 잘 실행할 수 있느냐를 판단하는 것과 연관된다고 말했다. 사람들은 자기 능력에 과하다고 생각하는 활동은 피하지만, 스스로 해낼 수 있다고 믿는 것은 확신에 차서 수행한다. 지각된 자기 효능은 인간의 기능을 크게 네 가지로 통제한다.

- 인지 : 자기 효능이 높은 사람들은 포부가 크고, 건실하게 생각하며, 스스로 어려운 목표를 세우고, 이를 해내기 위해 단호히 스스로를 내던지는 경향이 있다. 이들은 일이 잘못되면 어쩔까 하는 생각이나 개인적 약점에 휘둘리지 않고 성공적 결과를 눈에 그리는 경향이 있다.
- 동기 : 동기와 자기 신념은 목표를 얻을 수 있다고 믿으면 강해진다. 자기 효능에 대한 신념은 목표를 정하고, 노력량의 지속 시간도 결정짓는다.
- 기분 또는 정서 : 자기 효능에 대한 믿음이 몸의 움직임을 조절한다. 자기 효능이 부족한 사람은 위험을 확대하는 반면, 자기 효능이 높은 사람은 환경을 덜 위협적으로 만드는 행동으로 스트

레스와 불안을 다룬다. 이들은 자신을 잘 진정시키고 다른 사람들로부터 도움을 구하기도 한다. 마찬가지로 대처 능력이 높은 사람은 혼란스러운 생각을 잘 조절한다. 우울증은 자기 효능이 낮은 것과 관련이 있다. 낮은 자기 효능은 희망을 꺾어 사람을 맥 빠지게 만들고 이는 다시 자기 효능을 약화시켜 악순환이 된다.

자기 효능이 낮은 사람은 어려운 과제는 피하고, 목표를 낮추면서 다른 사람에게 도움을 잘 구하지 않는다. 실패는 그들 자신에 대한 믿음을 잃게 만들고 이는 다시 기분을 울적하게 하고 우울하게 한다(Bandura, 1982, 1986, 1997).

승마를 치료적으로 사용하면 환자의 자신감, 사교성, 삶의 질을 높인다는 연구 결과가 있다(Fitzpatrick and Tebay 1997; Burgon, 2003; Bizub et al, 2003). 그러나 지금까지 녹색 돌봄 개입이 자기 효능에 주는 영향에 대해 장기적으로 살펴본 후속 연구는 많지 않았다. 중증 정신질환(주로 기분 장애, 불안 장애, 성격 장애, 조현병)을 앓는 환자들에게 젖소를 활용한 개입을 3개월 동안 연구한 최근의 박사논문에서는 처음과 비교했을 때 개입이 끝난 후 6개월이 지나 불안이 낮아지고 자기 효능이 높아졌다고 한다. 이는 통제 집단에서는 생기지 않은 결과다(Berget, 2006; Berget et al, 2007). 후속 연구에서는 정서 장애가 있는 환자들만 자기 효능이 현저히 높아졌다는 점을 제시했다. 이 연구에서는 동물 개입이 자기 효능에 주는 긍정적 영향이 환자들에게 나타나는 데에는 시간이 오래 걸릴 수도 있다고 제시했다.

6.12. 자연과 종교 그리고 영성

대부분의 문화에는 자연 속에 존재하는 신 또는 초자연적 존재나 힘을 믿는 전통이 있다. 이 믿음은 신을 숭배하는 종교로 발전한다. 신에게 감사하고, 희생물을 바치고, 화를 누그러뜨리려고 의식을 행한다.

인류학자들은 '원시 종교'를 대대적으로 연구했다. 현대 '선진' 사회에서조차 이교주의자들은 주술 같은 자연 종교를 고수한다. 이런 믿음이 널리 퍼져 있다는 사실은 인간의 정서에 자연이 미치는 힘을 증명하는 것이다.

그러나 주류 종교에도 자연적 요소들이 들어 있다. 아시시Assisi의 성 프란시스코St Francis는 자연 중심 가톨릭 성인으로 유명하다. 오늘날에는 매튜 폭스Matthew Fox(Fox, 2000)를 중심으로 '창조 영성'이라는 움직임이 있는데, 그는 성경과 자연 두 군데에서 모두 계시를 찾을 수 있다고 주장했다.

윌리엄 워즈워스William Wordsworth의 시는 자연이 얼마나 영적 감성을 불러일으킬 수 있는지를 말해 주는 사례로 자주 인용된다. 그의 시는 온통 영국의 레이크 디스트릭트Lake District에서 경험한 자연에 대한 것이다. 그는 자연에서 경험한 강렬한 감정을 시로 썼는데, 『서곡(1805)』이라는 아주 긴 자전 시집에서 많은 사례를 찾아볼 수 있다.

워즈워스의 시는 단순히 이전 시대에만 해당되지 않는다. 마이클 파파드Micheal Paffard는 영문학 교사로서 얼마나 많은 십대 학생들이 워즈워스의 경험을 느낄 수 있는지 궁금했다. 그래서 학생들에게 물어보았고, 그 자세한 내용을 『불명예스러운 워즈워스』에 기록했다(Paffard, 1973). 결과가 전부 예상 밖의 내용은 아니었다. 설문에 응답한 대학생 456명 중 절반(55퍼센트)이 자연 접촉을 통해서 "자연의 신비로운 즐거움, 경외와 두려움"을 경험했다고 응답했다.

파파드는 사람들이 말하는 '종교적' 경험을 표현하는 적절한 단어를 찾는 데 어려움을 느꼈다. 이러한 경험을 신에 대한 믿음이나 종교적 믿음에 대한 종속과 동일시하지 않았기 때문이다. 결국 그는 이 경험을 표현하는 말로 '신령(numinous)'이라는 단어를 선택했다. 이 단어는 독일 신학자인 루돌프 오토Rudolf Otto가 만든 라틴어로 "전적으로 구별된 존재"를 뜻한다. 신령은 두려우면서도 매혹적인 신비를 말하는데, 하느님, 초자연 현상, 신성, 성령, 초월 등 서로 다른 믿음으로 이어진다.

오랫동안 자연은 '영적이지만 종교적이지 않은' 요소로 평가되었다. 자연환경은 우리 자신보다 훨씬 거대한 것(하지만 '신'이라고 부르기에는 망설여지는)과 접촉한다고 느끼게 해 주는데, 이 무엇인가가 사람을 치유해 주는 것처럼 보인다. 고요 정원 운동(The Quiet Garden Movement, 2008)에서는 이를 아주 잘 묘사했다. 이 운동은 "기도, 침묵, 성찰, 찬미"를 위한 정원 사용을 권장한다. 노인이나 주요 질병 또는 불치병에 시달리는 사람들과 관련해서 정원과 정원 돌보기의 영적 차원을 더 명시적으로 다룬 문헌도 있다. 사실 언루Unruh(2004)는 불치병 환자를 연구하면서 "고귀한 존재인 신과의 연결"이라는 명백한 개념에 덧붙여 "자연과의 연결", "타자와의 연결"

을 "영적인" 주제에 포함했다.

   녹색 돌봄은 일반적으로 영성 철학을 드러내놓고 주장하거나 특정한 종교적 관점을 옹호하지 않지만, 어떤 사람에게는 자연환경에서 지내는 것이 그들의 깊숙한 영적 욕구를 채워 줄 가능성이 매우 높다.

6.13. 융 심리학

융 심리학은 분석심리학 또는 융 정신분석학으로 알려져 있으며, 융의 심리 연구에서 뻗어 나왔다. 융Jung은 초기에는 프로이트Freud 와 함께 연구했으나 정신분석학의 정설이 너무 기계론적이고 욕동에 근거한다고 생각해 서로 갈라섰다. 그는 인간 본성(경험이 주는 심오한 의미라는 입장에서 중요한)이 보다 덜 결정적이라는 관점에서 보려고 했다. 이런 관점에는 정신, 초월, 신령, 신비로운 의미 등이 포함되는데, 융은 정신병적 증상을 보이는 환자를 분석할 때 이 개념들에 공을 들였다.

초기에 융은 성격의 유형과 개성의 범위를 연구했다. 그가 만든 가장 유명한 단어는 인간 특질의 '외향성'과 '내향성'이다. 이렇게 성격의 특성을 가늠하는 방법은 심리학계(이는 성격을 판단하는 다섯 가지 축의 토대가 됨. Goldberg, 1992)와 조절 훈련(마이어스-브릭스 성격 검사의 기초를 이룸. Myers et al, 1998)에서 널리 사용되었다.

동시성(Synchronicity)은 융의 메타심리학에서 중요한 개념이다 (Storr, 1973). 동시성은 인과관계가 없는 연관성에 의미를 부여했고, 정신과 외부 세계 사이의 연관성을 인정했다. 융은 자연의 지속적인 발생력을 보여 주기 위해 동시적 사건을 '동시적 창조 행위'라고 말했다. 수잔 로런드Susan Rowland는 이를 창조 신화와 대지모(大地母)의 원형으로 연관시켰다(Rowland, 2006).

융이 기여한 바는 우리가 '녹색 돌봄'이라고 부르는 것과 아주 깊은 관련이 있다. 융은 사람들, 선조들, 자연에 대한 집단무의식 현상

(언어 생성 이전의 원초적 의식)을 설명했다. 융(1959)은 전통과학이 이를 의식하지 못하는 것에 대해 다음과 같이 풀이했다.

[실험과학]은 구속 없는 완전체로 작용하는 자연을 완전히 배제한다. 우리는 자연의 충만함에 대한 해답을 구할 방법이 필요하다(p. 846).

이는 에드워드 윌슨이 처음 주장했던 '생명애 가설'의 전신이며, 이후에 스티븐 켈러트(Kellert, 1993)가 이 개념을 확장해서 발전시켰다. 러브록Lovelock의 가이아Gaia도 이와 비슷하다. 러브록은 비록 전체 생명체인 자연과의 의존성을 주로 기술했지만 말이다. 그는 자연 속에서 사람들이 경험하는 심리적, 정신적, 신체적 측면을 전혀 고려하지 않았다(Lovelock, 1979).

캘리포니아 출신의 후기 융 학파 정신과 의사인 라이오넬 코벳Lionel Corbett은 자연 접촉의 초월적 성질에 대해 기술했다(Corbett, 2006).

자연 세계에서 신성함을 찾는 사람에게는 신령스러운 경험이 더 다채롭게 나타난다. 전통 종교가들 중 몇몇은 자연 신비주의자였지만, 오늘날 이런 감성은 환경주의자들 같은 정치적 움직임의 탈을 쓰고 나타난다. 이들은 땅을 훼손하는 것을 신성모독에 버금가게 느낄 정도로 자연의 신령함에 깊은 감정을 품기 때문이다. 다음과 같은 경험을 하면 이런 사람을 알 수 있다:

대학 수업에 가려고 서둘렀는데 늦어서 커다란 정원을 가로질러야 했다. 잔디를 가로질러 뛰면서 가장 놀라우면서도 끔찍한 경험을 했다. 풀잎 하나하나가 살아 있고, 밟고 있는 땅도 생명이 있으며, 이 아름다운 춤사위 속에 모든 것이 하나로 엮여 있음을 느꼈던 것이다. 내 발이 풀잎을 짓이기는 것을 느낄 수 있었다. 으드득 소리가 났고 잔디가 느끼는 고통을 나도 느꼈다. 이렇게 의식의 확장과 합일을 경험함으로써(완전히 예상 밖이었고 기대하지도 못했던 순간에) 내가 육신과 정신 이상의 무언가임을 깨달았다. 경이로웠고 왜 그런지 알고 싶었다(p. 63).

6.14. 삶의 질 모델

'삶의 질(Quality of Life, QoL)'은 널리 사용되는 개념이지만 정의가 다양하다. 사회과학에서 '삶의 질'은 물질적 행복과 그 원인에 대해 느끼는 타당성을 말한다. 의학에서 '삶의 질'은 건강에 관련된 삶의 질을 말하며 건강 상태의 속성을 중시한다. '삶의 질'은 음식처럼 삶에 필수적인 것부터 행복이나 성취감에 관한 것까지 매우 다양한 차원들을 나타내는 전체론적 특징이 있다(Meerberg, 1993). 우리는 '삶의 질'을 측정함으로써 "실제 상태와 이상 상태 간의 괴리를 지각하는 통찰력"을 얻을 수 있다. 지각하는 상황에서 주어진 일을 하는 능력이 바람과 기대에 부응하면 '삶의 질'이 높다(McDowell, 2006).

삶의 질 모델은 자원을 할당하는 데 도움이 되고, 정책 결정의 영향을 평가하는 데에도 사용된다(Rogerson, 1995). 의료에서는 삶의 질이 주로 환자의 관점에서 치료 효과를 평가하는 데 사용된다. 삶의 질을 측정함으로써 사람들 삶에 영향을 미치는 여러 가지 조건과 개입을 평가할 수 있다. 똑같은 치료가 환자에게 다른 결과로 나타나는 경우, 치료가 환자의 삶의 질에 준 영향을 토대로 비교할 수 있다. 환자에게 부정적 영향이 생겼을 경우에는 삶의 질 측정을 통해서 환자들의 경험을 더 잘 이해할 수 있다(McDowell, 2006).

건강 관련 삶의 질을 측정하는 데에는 몇 가지 개념 모델이 있다. 삶의 질과 건강이 별개인지에 대해서는(Smith et al, 1999; Lercher, 2003) 연구자끼리도 의견이 분분하지만, 삶의 질이 육체적, 심리적, 사회적 영역에 긍정적 또는 부정적 영향을 모두 미치는 주관적, 다차원적 본질이 있다는 데에는 합의했다(WHOQol Group 1995). 스미스Smith 등(1999)은 삶의 질을 평가할 때 신체 상태보다 정신 건강을 훨씬 중시하고, 건강 상태를 측정할 때에는 이를 거꾸로 적용해야 한다고 결론지었다.

건강 관련 삶의 질의 수치는 건강지표 또는 건강지수라고 한다. 건강지표는 단일 수치로 건강을 나타내는 전 세계에서 통용되는 값이다. 건강지수는 하나 이상의 영역이 있고 각 영역은 독립적으로 계산된 후 전체 값을 가진다. 포괄적 측정 방법은 질병과 상관없이 전체를 측정해서 여러 질병이나 삶의 질로 인한 변화를 비교할 때 사용된다. 특정 질병 측정법에서는 암 등의 특정 질병이 초래하는 효과를 재는 데 초점을 둔다(McDowell, 2006).

건강 관련 삶의 질 수치에는 신체적, 정신적, 사회적 행복 외에도 다른 요소가 포함된다. 건강 문제가 있는 것과 없는 것 사이의 상대적 균형은 건강 상태에 따라 달라질 수 있다(Spilker and Revicki, 1996; McDowell, 2006). 유럽 삶의 질 척도는 평상 활동, SF-36, 역할 수행을 모두 포괄하고, 세계건강기구 삶의 질 척도는 정신적 행복, 도취, 환경 요소도 포괄한다(McDowell, 2006).

삶의 질은 표준척도로 측정한 주관적 결과이다. 그런데 문제는 사용된 삶의 질 척도의 모든 영역이 응답자에게 정말로 중요한가이다. 어떤 척도들에서는 척도의 타당성을 높이기 위해 환자에게 적합한 항목이 추가되었다(McDowell, 2006). 환자들은 삶을 위협하는 상황이나 만성 질병에 직면하면 그 상황에 적응해야 한다. 삶의 질에 대한 내적인 표준, 가치, 개념을 바꿈으로써 환자들은 병을 받아들인다. 이 과정을 반응변경이라고 부른다(Sprangers and Schwartz, 1999). 반응변경은 삶의 질에서 주관적인 변화를 해석할 때 이를 복잡하게 만들 수도 있다(McDowell, 2006).

삶의 질을 제대로만 개념화하면 녹색 돌봄과 관련해서 아주 적절하게 사용할 수 있다. 서로 다른 결과 값을 동시에 측정할 수 있기 때문이다.

아마티아 센Amartya Sen(Verkerk et al, 2001)의 역량 접근법에는 녹색 돌봄의 실행과 성과를 평가하는 재미있는 요소가 들어 있다. 버커크Verkerk 등(2001)은 표준 측정법을 적용할 수 없는 상황에서 역량 접근법이 어떻게 삶의 질 연구의 이론적 토대가 되고 그 운용을 가능케 하는지 보여 주었다. 표준척도는 매우 타당하지만 충분히 민감하게 예상 결과를 다루어내지 못한 경우가 많았다.

이 모델에서 말하는 기능이란 사람이 할 수 있거나 그렇게 될 수 있는 가치 있는 것들로, 때로는 간단하고 때로는 복잡하다. 기능은 행복뿐 아니라 선택의 자유도 만들어 준다. 이는 삶의 질에서 필수적이다. 기능하려면 자원을 사용한다. 개인의 능력이란 이용 가능한 자원들을 사용해 실현하거나 그렇지 않은 서로 다른 기능들의 조합을 말한다. 역량은 개인의 성격과 수행 능력이 아니라 기능적 능력을 중시하는 사회 환경에 달려 있다.

이 모델은 기능 성과뿐 아니라 건강 관련 삶의 질을 이루어 내는 능력을 높이는 영향에 근거해 녹색 돌봄 개입을 평가하는 체계를 만들어 준다. 역량 접근법은 크리스티안센Christiansen 등(2005)의 개인-환경-직업-수행 모델과 여러모로 비슷한 점이 많다.

6.15. 물리적 공명:
식물이 인간에게 주는 영향을 이해하는 방법

식물이 인간 정신에 주는 영향에 대한 학계의 담론은 거의 화학과 영양 쪽에만 국한되어 왜 일반적으로 '녹색'과 나무가 인간 정신에 대한 효과적인 매개가 되는지에 대한 의문에는 답하지 못한다. 지금껏 숲이나 교외를 걸으면 왜 편안하게 느껴지고 회복적인지에 대한 이유를 설명한 이론은 거의 없었다. 자연경관(Hartig et al, 1991)을 바라보는 것이 혈압(Ulrich et al, 1991) 및 수술 회복 시간(Ulrich, 1984)에 미치는 영향을 측정한 연구가 이루어졌고, 캐플란과 캐플란(1989, 1995)은 훨씬 중요한 연구를 수행했다. 이러한 연구들은 그 결과와 영향을 입증했지만 설명은 여전히 부족했다.

심리 치료와 정신분석학에서 나온 신체적 역전이가 이에 대한 답이 될 수 있다. 이 개념은 하이만Heimann(1950)이 크게 발전시키고 랜드Rand(2001)와 토튼Totton(2005)이 다듬었다. 그들은 이것을 '물리적 공명'이라고 명명했다.

공명은 두 개체 사이에서 함께(둘 이상) 나타나는 울림을 말한다. 물리적 공명은 두 개체의 물리적 측면을 강조한다. '물리적 공명' 개념을 인간에게서 식물로 옮겨보면 녹색 돌봄의 치료적 가치를 새롭게 이해할 수 있는 패러다임이 생긴다. 식물이 일으키는 신체 감각을 시간을 두고 느끼면 몸에 어떤 반응이 일어난다는 것을 사람들은 알아챈다. 이 접근법을 인간이나 식물 또는 생물체나 미지의 실체 등 모든 사물에 적용할 수 있겠지만, 무엇에 중점을 두느냐가 중요하다.

사람들이 보는 모든 것은 근본적으로 심리-생리적 영향(몸과 마음 모두에 주는 영향)이 있다. 하지만 식물(동물이나 인간처럼)은 생물이 아닌 물체와는 다른 효과가 있다. 물리적 공명, 즉 식물이 움직이거나 가만히 있는 것을 관찰하는 효과는 사람의 신경생물학적 프로그램을 활성화해 비슷한 활동을 하게 만든다. 물리적 공명이란 개념으로 신체 조직에 영향을 주는 감각이 근육의 긴장도와 장기를 자극하는 방식을 설명할 수 있다. 따라서 식물은 이완, 안정, 회복 효과를 유발할 수 있고 이 효과를 교감신경계를 포함한 신체 전체로 퍼져나가게 할 수 있다.

이러한 신체 감각은 여러 기회를 통해 겪을 수 있다. 자연 서식지, 풍경, 농장에서는 각종 식물과 나무를 접할 수 있다. 정원사, 대상자, 환자 또는 회복하려는 사람들이 여러 형태의 자연에서 물리적 공명을 느낄 수 있는 기회는 충분하다.

모든 사람이 이런 느낌을 경험하는지, 아니면 이를 위해 특별한 감성이 필요한지는 불분명하다. 이것이 훈련을 통해서도 나타날 수 있는지 질문해 보는 것도 가능할 것이다. 내향적 사람이나 자신을 들여다 볼 줄 아는 능력이 있는 사람에게는 더 손쉽게 나타난다. 자기 행복을 위해 식물의 본질을 탐험하며 그들의 신체 감각을 공명 기구로 활용한다. 이에 대해서는 연구가 더 필요하다.

6.16. 집단 분석 이론

집단 분석 이론은 집단 정신 치료(분석 집단 치료라고도 알려져 있다.)의 형태인데, 국제 그룹 기반 정신 분석학계에 주류로 편입된 이래 계속 발전 중이다. 프로이트와 유사한 방식으로 무의식과 심리 방어기제라는 개념을 사용하는 것이 특징이지만 분석에서는 보이지 않는 사회적 본질을 강조한다.

> 개개인(그 자체로 인위적이지만 그럴듯한 관념)은 필연적으로 그들이 사는 세계를 중심으로, 그가 속한 공동체나 집단에 의해 기본적으로 정해진다. 내부와 외부 세계, 체질과 환경, 개인과 사회, 상상과 현실, 몸과 마음 등으로 병치하는 것은 구식이고 옹호될 수 없다. 이들은 어떤 단계에서도 서로 분리될 수 없다. 인위적으로 떼어놓지 않는 이상은 말이다(Foulkes, 1964).

이는 개인주의의 비개연성과 관계의 중요성을 완전히 언급한 것이다. 폴크스는 표현은 다르게 했지만 융이 말한 핵심과는 상통하는 의미에서 집단 관계 현상을 융의 집단무의식과 비슷한 심도로 설명했다. 폴크스는 이를 집단의 '기반 매트릭스(foundation matrix)'라고 불렀다. 기반 매트릭스에서 집단 구성원은 관계 네트워크에서 회복과 치유의 힘을 무의식적으로(약간은 의식적으로) 경험한다.

매트릭스는 어떤 집단에서 이루어지는 소통과 관계에 대한 가상의 웹이다. 매트릭스는 모든 사건의 의미와 의의를 최종 결정하고, 모든 소통과 해석, 언어 및 비언어적 부분들이 함께 공유하는 **공통분모이다**(Foulkes, 1964, p. 292).

일단 신뢰를 주는 환경이 되면 그 안에서 잘 기능하는 집단은 치유와 수용, 초월을 경험한다. 집단 분석에서는 이를 아이가 말하기 이전에 소속감과 안전(애착과 억제)을 경험하는 것이 아이의 성장에 영향을 미친다는 사실과 결부시킨다. 이런 경험은 본질적으로 이성과 인지 기능보다 앞서 나타나기 때문에 집단에서 사용되는 언어와는 직접적 관련이 없다(Haigh, 1999). 이 경험은 '자연적 리듬' 활동, 규칙성, 전체 경험에 대한 의존성에 더 많이 관련된다. 이 사실은 집단을 이루어 원예나 그 밖의 녹색 돌봄 환경에서 일하는 사람들이 관계를 형성하는 방식에서 관련성이 분명하다. 이는 '언어 이상' 관계로 같은 말조차 사용하지 않는 사람들의 네트워크, 매트릭스로 형성된다. 이에 대해서는 손자 린든과 제니 그럿이 영국에서 난민들을 대상으로 한 연구에서 아주 생생하게 설명했다(Linden and Grut, 2003).

서로 다른 형태의 녹색 돌봄에서 이 요소들의 타당성은 스펙트럼을 가진다. 앞서 설명했듯이 린든과 그럿의 환경 같은 경우에는 1차적 치료 수단이 될 수 있지만, 다른 상황에서는, 예를 들면 녹색 운동이나 개인적 야생 경험의 경우에는 적절치 않다. 하지만 사람들이 규칙적으로 모여 목적을 지닌 활동을 하고 어떤 정서적 유대를 형성하는 상황에서는 모두 이 요소들이 역할을 하므로 하나하나 타당성을 고려해야 한다.

7 녹색 돌봄의 정책과 사회 체계 간의 상호작용

7.1. 건강 증진

녹색 돌봄은 농업과 원예 활동을 치료 목적으로 이용함으로써 그 치료 효과가 임상 의료와 비교된다는 것을 보여 주는 수단을 찾으려고 애써 왔다. 녹색 돌봄의 성과가 바로 눈으로 드러나지 않고 장기간에 걸쳐 나타났기 때문이다. 수술이나 항생제 사용처럼 결과가 구체적이지 않았던 것이다. 녹색 돌봄 관련 과정은 병의 증상을 완치한다기보다 주로 환자들의 대응 전략을 향상하는 데 목표를 두었다. 녹색 돌봄은 병을 치료하는 의료 대신 건강 생성적 접근법에 관심을 둔다. 바꿔 말하면 개인의 건강에 기여하는 요소에 관심이 있는 것이다. 따라서 녹색 돌봄에서는 환자가 건강에 대한 전체적인 시각을 갖고 자신의 건강을 유지하고 좋아지게 하려고 적극적으로 참여하도록 만드는 것이 가능하다. 건강 증진 체계는 녹색 돌봄과 관련된 다양한 활동과 실행가들을 통합해 그 성과를 평가하는 새로운 수단이 될 것이다(Rappe, 2007).

오타와 헌장Ottawa Charter에 따르면 건강 증진은 "사람들이 건강을 통제할 수 있게 함으로써 건강을 좋아지게 하는 과정(WHO, 1986)"이다. 건강 증진은 건강한 생활양식과 생활환경의 변화를 통해 더 쉽게 건강해지고 건강한 선택을 하도록 하는 데 관심을 둔다. 건강 증진의 목표는 건강에 영향을 미치는 개인적, 사회적, 경제적, 신체적, 생태적 요소들을 조정해 적용함으로써 달성할 수 있다.

건강 증진을 위한 오타와 헌장에서는 건강을 촉진하는 다섯 가지 조치를 규정하고 있다. 그것은 건강한 공공 정책, 지지적인 환경, 지역사회운동, 생활 기술과 건강 지식, 건강 서비스의 발전이다(WHO, 1986). 모든 조치가 녹색 돌봄에서 중요하다.

건강한 공공 정책은 건강한 선택을 가능하게 하고 이를 더 쉽게 만든다. 건강한 공공 정책을 위해서는 모든 행정 기구 및 정책 결정 분야에서 건강을 고려해야 한다. 예를 들면, 도시계획에서 공원은 운동 환경과 건강한 환경을 만들어 줌으로써 건강 서비스에 대한 욕구를 채워 줄 수 있다.

지지적인 환경은 사람들이 능력을 발산하고 자립정신을 기르게 해 준다. 선스발 지지적인 환경 선언The Sundsvall Statement of Supportive Environment(WHO, 1991)에서는 모든 사람이 자신의 장애 또는 다른 제한 요인과 상관없이 생계를 위한 자원에, 사회적 권한을 가질 기회에 동등하게 접근할 수 있어야 함을 강조했다. 녹색 돌봄에서는 신체적, 정신적으로 접근 가능한 녹색 환경을 만드는 것이 지지적인 환경을 조성하는 것이다. 여기에서는 모든 사람이 기술과 능력을 개발할 수 있는 기회를 동등하게 갖고 사회적 도움도 받는다. 녹색 돌봄을 지속 가능한 개발에 적용하면 생태적 차원을 통해 더 포괄적 의미가 있는 '지지'를 이룰 수 있다.

지역사회 운동이란 건강에 결정적인 요인을 관리하기 위해 지역사회가 관여할 수 있는 범위를 늘리는 것을 목표로 행하는 집단적 활동을 말한다. 지역사회의 사회 의료가 녹화 프로젝트를 통해 얼마나 많이 개선될 수 있는지에 대해 원예와 관련한 선례는 많다. 비정부단체가 이 프로젝트들을 이끄는 경우가 대다수이다.

생활 기술과 건강 지식은 개인적 특성이다. 생활 기술은 일상의 어려움에 대처하는 긍정적 행동을 만들고 적용하는 능력이다. 신체적, 인지적, 사회적 기술은 생활을 잘 관리하게 해 주고 개인과 개인이 속한 환경 사이의 관계를 매끄럽게 해 준다. 이런 종류의 기술들은 전부 생활 기술에 포함된다. 건강 지식은 건강을 촉진하는 동기와 능력을 획득하고, 지식을 이해하고 활용하는 것을 뒷받침하는 지적, 사회적 기술이다. 녹색 돌봄에서는 건강 지식을 독려한다. 사람들에게 정원 가꾸기를 가르친 후 정원 가꾸기와 건강 사이의 관계(야외에 있기, 스트레스 회복, 육체 운동, 영양)를 알려 주거나, 사람들이 자기 주변 환경을 자신의 필요에 맞게 적절히 바꾸는 방법에 대한 지식을 줌으로써 말이다. 치료적 녹색 돌봄에서 건강한 생활 기술과 건강 지식을 발달시키는 것이 핵심이 되어야 한다. 이들이 치료가 끝난 후에 사람들이 계속 건강한 상태를 유지하도록 만들어 주기 때문이다.

새로운 건강 서비스의 발전은 반드시 필요하다. 노령화로 인해 막대하게 증가하는 건강 비용을 상쇄하려면 사람들 건강에 영향을 주는 새로운 방식이 꼭 필요하다. 녹색 돌봄을 운영하고 설립하기 위해 필요한 투자량은 전통적인 의료 비용과 비교했을 때 현저히 낮아진다. 임상 치료와 비교했을 때 녹색 돌봄의 또 한 가지 뚜렷한 특징은 녹색 돌봄이 생리적, 심리적, 사회적 기능 등 여러 차원에 일제히 긍정적 영향을 미친다는 점이다.

건강을 증진하는 방법에는 예방, 건강 교육, 건강 보호가 있다(Downie et al, 2000). 예방을 통해 발병 위험, 장애 그리고 원치 않는 상태를 줄일 수 있다. 예방은 1차, 2차, 3차 예방 등 세 단계로 나누어진다(Kauhanen et al, 1998). 1차 예방은 개인과 지역사회 모두를 대상으로 하고 건강에 해로운 요소와 접촉하는 것을 방지하는 것이 목표다. 2차 및 3차 예방은 개인이 대상이다. 2차 예방의 목적은 초반에 병의 위험이나 병의 초기 상태를 인식해 병의 심화를 막는 것으로, 생활 방식을 바꾸는 것을 예로 들 수 있다. 3차 예방에서는 기능 능력에 주의를 기울이고, 주요 질병의 진행이나 공존 이환의 발생을 막는다. 재활은 3차 예방에 속한다.

건강 교육의 목표는 생각, 사고방식, 행동을 변화시켜 건강에 기여하고 사람들이 건강한 환경에서 살 수 있는 잠재성을 높여 건강한 생활 방식으로 살아가게 하는 것이다. 이 분야에서는 녹색 돌봄의 역할이 확실하다.

상대적 건강 모델

건강에 대해 논의할 때, 그 접근법의 기원을 참고하지 않는 경우가 많다. 건강에 대한 접근법은 생의학(객관적), 기능(사회적), 지각(주관적)의 세 가지 관점이 지배적이다. 녹색 돌봄의 건강상 혜택을 이해하려면 건강을 정의할 때 객관적 평가보다 주관적 평가에 근거해야 한다. 그래야만 행복에 영향을 주는 개별적 의미를 포착할 수 있기 때문이다.

상대적 건강 모델은 다우니Downie 등(2000)이 도입했는데, 이 모델은 건강에 대한 다차원적 특징과 주관적 특징을 고려했다. 이 모델에서는 건강하지 못함과 행복이 육체적, 정신적, 사회적 양상 속에서 서로 연결되어 있다. 임의 시간에 측정한 이 모든 양상의 총합이 바로 전체 건강을 말한다. 건강 상태에 대한 지각은 개별적 의미에 영향을 받는 역동적 과정이다. 이 모델에서 건강은 양성적 건강을 늘리거나 음성적 건강을 줄여서 향상된다.

녹색 돌봄을 치료에 활용하는 목적은 건강하지 못한 상태를 줄이는 것이다. 녹색 돌봄은 원예 치료, 동물 매개 치료 등 건강하지 못한 상태를 치유하는 것을 목적으로 하는 치료 활동으로 이루어져 있다. 스트레스와 주의 피로는 인간의 몸을 무력화시키는 상태로 볼 수 있다. 그래서 녹색 환경에서 제공하는 회복은 치료적이다.

행복에는 '진정한 행복'과 '신체적 건강'의 두 차원이 있다. 진정한 행복은 자율성과 행복감이 개인에게 부여하는 힘이다. 대응 자원과 능력의 활용 기회는 자율성에 일조한다. 녹색 돌봄에서는 사건과 상황을 통제하는 가능성을 많이 제공하기 때문에 선택의 자유와 능력 개발의 기회가 있다. 신체적 건강은 환경이 요구하는 것에 개인이 부응할 수 있는 신체 능력을 말한다. 녹색 돌봄은 신체 활동을 하게 해 주고 운동하는 데 접근이 용이하고 도움이 되는 환경을 제공함으로써 개인과 환경 사이의 호환성을 높이는 데 활용될 수 있다.

다우니 등(2000)의 모델에 근거하면, 건강하지 못함을 예방하는 것뿐만 아니라 행복과 신체 건강을 향상함으로써 건강을 증진할 수 있다. 이는 좋은 건강을 유지하는 요소를 강조했던 안토노프스키

(1988)의 건강 생성적 접근법도 맥이 닿아 있다(Rappe, 2005). 안토노프스키의 이론에서는 일상의 중압감을 조절하는 자원을 제공하여 강력한 일관성이 좋은 건강을 유지시켜 준다고 한다. 개인은 환경이 주는 자극을 이해하고, 감당하고, 의미가 있을 때 일관성을 가질 수 있다.

성과

녹색 돌봄의 성과는 증명하기 힘들다. 특히 건강을 생의학적인 질병의 관점에서 생각한다면 말이다. 상대적 건강 모델은 녹색 돌봄과 관련해서 활용할 수 있다. 이 모델은 건강이 다차원적이고, 단순히 병이 없는 상태가 아니라 동적인 과정이라는 전제에서 출발하기 때문이다.

건강 증진의 관점에서 녹색 돌봄을 조망하면, 매우 다양한 성과를 여러 가지 다른 차원(개인적, 사회적 차원을 모두 포괄하는)에서 고려할 수 있다. 건강 증진을 효과적으로 하면 개인 및 사회구조에서 건강을 결정짓는 요소들을 바꿀 수 있다(International Union for Health Promotion and Education, 1999). 녹색 돌봄으로 생긴 성과는 건강 상태를 직접 변화시키는 것과 더불어 건강 행동의 변화, 지역사회에 대한 참여 변화 또는 환경적, 정치적 변화로도 볼 수 있다.

건강상 성과의 측정에는 죽음, 병적 상태, 장애(나쁜 건강)의 감소 등이 있다. 사회적 성과는 개인 삶의 질, 기능적 독립성, 공정함(행복)으로 판단할 수 있다.

건강 및 사회적 성과는 개인의 행동, 환경적 조건, 의료 서비스 등의 결정 요소에 영향을 주어 달성할 수 있다. 개인의 행동 변화는 건강한 생활 방식을 대변하는데, 수행한 신체 활동의 정도나 영양 섭취의 변화 등으로 판단할 수 있다.

환경적 조건에는 공기의 질, 소음 수준, 녹색 돌봄 프로젝트에서 제공하는 사회적 기회의 양 등이 있다. 의료 서비스의 효과성은 제공되는 예방책들(이 맥락에서는 공원이나 농장을 녹색 돌봄 서비스로 간주)로 판단할 수 있다. 이 세 가지 건강 결정 요인들은 촉진 건강 개입을 통해 개인적, 사회적, 구조적 요소들에 영향 받는다. 효과적인 건강 증진 전략은 건강과 사회적 성과, 건강 결정 요인 그리고 건강 결정 요인을 변화시키는 수정 요소 이 세 가지 모두에 동시에 영향을 준다. 그러므로 녹색 돌봄의 효과성은 건강 증진과 관련해서 변화 수준, 즉 지식, 정책, 또는 조직적 실행의 변화 수준을 판단함으로써 평가할 수 있다. 생활양식이나 환경적 조건의 변화, 의료 서비스의 활용도 마찬가지로 건강 상태의 변화와 더불어 관련 지표이다.

건강 증진의 관점은 완전한 녹색 돌봄 체계도 아니고, 그 효과를 판단하는 방법에 대한 명쾌한 답을 주지도 못한다. 녹색 돌봄의 치료적 사용과 예방적 사용 사이의 차이를 구분하는 데에는 아직 결함이 있다. 예를 들어 녹색 돌봄 맥락에서 '치료법'이 주로 재활에 관한 것이니, 이를 3차 예방으로 봐야 할까? 아니면 이것이 실제로 질병을 치유하기는 하는가? 그러나 녹색 돌봄이 건강 증진을 위해 1차적 '치료 목적'으로 확장되어 활용되면 건강과 환경 사이에 새로운 관계가 만들어짐을 발견할 수 있다. 그리고 다양한 성과를 판단하는 방법들은 녹색 돌봄 개입의 효과를 연구하는 데 사용할 수 있다.

7.2. 사회 통합

'사회적 배제'는 단순히 빈곤을 넘어 사회 안에서 약점이 있는 사람들을 가리키는 최근의 개념이다. 런던정치경제대학교의 사회적 배제 분석 센터에서 내린 정의는 다음과 같다.

> 만약 어떤 사람이 사회에서 주요 활동에 참여하고 있지 않으면, 그는 사회적으로 배제된 것이다(Burchardt et al, 2002, p. 30).

영국 정부가 사용한 정의는 다음과 같다.

> 사회적 배제는 복잡하고 다차원적인 과정이다. 이것은 자원, 권리, 재화, 서비스 등의 결핍 또는 그에 대한 거절을 수반한다. 사회적 배제는 경제적, 사회적, 문화적, 정치적 영역에서 사회 대다수 사람들이 이용할 수 있는 정상적 관계나 활동 참여가 불가능한 것을 말한다. 이는 개인의 삶의 질뿐만 아니라 사회 전체가 화합하고 공평해지는 데 영향을 준다(Social Exclusion Unit, 2004).

사회적 배제와 고용 및 소득 사이에는 관계가 있지만, 그 관계는 상당히 복잡하다. 그래서 흔히 사회적으로 배제된 사람들이 사회 구성원들 또는 지역사회에서 주는 다양한 차원의 혜택을 얻을 기회나 능력이 개인적으로 없는 것이라고 생각한다. 한 연구에 따르면, 정신 건강이나 신체 건강이 좋지 못한 사람들은 사회적 배제의 위험이 매우 높게 나타났다(Social Exclusion Unit, 2004). 그래서 영국 외의 여러 나라에서는 배제의 원인을 파악하고 '사회 통합' 전략을 세워서 사회적 배제 문제나 취약 계층 문제를 다루려고 시도해 왔다.(the UK National Social Inclusion Programme; www.socialinclusion.org.uk 와 the Social Exclusion Task Froce; http://www.cabinetoffice.gov.uk/social_exclusion_task_force.aspx)

반면 사회 동합은 사람들이 사회의 주요 활동에 참여해 가는 과정을 말한다. 버차트Burchardt 등(2002)은 소비, 생산, 사회적 상호작용, 정치 참여 등 사회 통합의 네 가지 핵심적 차원을 이야기했다.

- 소비는 다른 사람들처럼 각종 재화나 서비스를 구매할 수 있는 것, 다른 사람들처럼 공공서비스를 이용할 수 있는 것을 말한다.
- 생산은 유급 노동, 교육/훈련, 보육, 무보수 노동 및 자원봉사 등 사회적으로 가치 있는 활동에 참여하는 것이다.
- 사회적 상호작용이란 사회적 네트워크와 문화 정체성을 말한다.
- 정치 참여는 자기 결정을 포괄하는 개념이다. '목소리 내기', 공무 맡기, 선거운동 기구 참여 등을 말한다.

사회 통합은 녹색 돌봄의 효과를 서술하고 탐구하는 데 중요한 개념이다. 셈픽 등(2005)은 버차트 등(2002)이 상정했던 것처럼 사회적·치료적 원예를 연구할 때 사회 통합 체계를 사용했다. 그들은 사회적·치료적 원예가 사회적 상호작용을 독려하고 사회적 기회를 극대화하기 위해 의도적으로 만들어진 환경 속에서 참여자들이 유의미한 활동[생산]에 참여하게 함으로써 사회 통합을 가능하게 한다고 주장했다. 사회적·치료적 프로젝트는 조직이나 프로젝트 운영 및 의사 결정[정치 참여]에 대상자들을 자주 참여시킨다. 또한 대상자들이 평소 접하지 못했던 재화와 서비스[소비]도 이용하게 했다. 예를 들면, 좋은 품질의 식품(유기농 식품)을 주거나 정원 돌보기에 참여시키거나 교육 훈련을 시킨다. 이 분석은 다른 형태의 녹색 돌봄에도 적용할 수 있다.

그 외에 동물이나 가축 등을 관여시킨 녹색 돌봄 서비스에서도 사회 통합의 측면을 포함하려고 했다. 사회적 도움은 스트레스 반응이나 질병에 완충 역할을 하는데, 이는 인간 사이의 관계에서뿐만 아니라 인간과 동물의 관계에서도 나타날 수 있다는 가설이 있다. 맥니콜라스와 콜리스(2001)에 의하면 반려동물이 주는 사회적 지지는 인간으로부터의 지지가 없을 때 이를 대신해 준다. 관계의 의무에서 벗어나게 해 주고, 관계를 정리하고, 일상을 바꿔 주어 사람들에게 받던 기존의 지지를 대신 '채워 준다'.

녹색 돌봄에서 흔히 다양한 동물을 만나지만 모든 동물이 대상자에게 '반려동물'(돌봄 농장에서는 가축이 많음)은 아니다. 다른 대상자나 농부 또는 농부의 가족들과 접촉할 때 동물은 대화 능력을 높이는 데 사용되는 일종의 촉매제나 매개로 간주된다. 번스타인 등(2000)은 동물 매개 치료를 받은 노인들은 동물 매개 치료를 받지 않은 집단에 비해서 예술, 기예, 빙고 게임 등에 대해 더 오랫동안 대화할 가능성이 높았다. 조현병을 앓는 노인들을 대상으로 한 1년 동안의 통제 연구에서도 비슷한 효과를 발견할 수 있었다. 이들은 반려

동물, 즉 개나 고양이와 접촉했는데 실험군은 통제군과 비교해서 대화 능력과 사회적 능력이 두드러지게 상승했다.

대다수 녹색 돌봄 접근법은 사람들로부터 떨어진 사람들이 자연 기반 활동(식물이나 동물 중심)을 통해 다른 사람들 품으로 다시 돌아오도록 만드는 포괄적인 속성이 있다. 따라서 사회 통합은 녹색 돌봄에서는 무척이나 중요한 개념이다.

7.3. 농업의 다기능성

농업 내 돌봄 농장 또는 녹색 돌봄은 다기능 농업의 사례가 된다. 최근에는 땅 어디에서든 아주 색다른 서비스를(환경, 오락, 건강 서비스들) 동시에 제공할 수 있음을 인정하는 쪽으로 크게 바뀌었다. 그러므로 다기능적이라고 볼 수 있다(Hine et al, 2008a; Hine, 2008).

특히 농업 부문에서 토지가 다기능적 특징이 있음을 의식하게 되었다. 농업의 핵심 목적은 음식, 섬유, 기름 외 여러 기초 작물의 생산이지만, 그 외에도 사회와 환경에 아주 중요한 혜택을 제공한다. 이 혜택에는 풍경, 미적인 것들, 오락과 생활 편의 시설, 물 저장과 공급, 양분 재활용과 고정, 야생 서식지, 폭풍으로부터의 보호, 치수, 이산화탄소 제거 등이 있다(Dobbs and Pretty, 2004). 토지에서 공공서비스를 찾는 것이 밀레니엄 생태계 평가(2005)와 영국 환경식품농무부 보고서(2007)의 초점이다.

전에는 주로 농업의 부정적인 외부요소에 관심을 뺏겼다. 부정적인 외부요소란 수질오염(살충제, 비료, 농장 폐기물, 가축의 기생충 등), 풍경(울타리, 들판을 담은 우편 그림)과 생물학적 다양성(야생, 농장의 새 등)의 상실, 식량에서 생긴 질병(살모넬라, 광우병 등)의 확산, 가스 배출(가축이 내뱉는 메탄) 등을 말한다(Pretty et al, 2001). 그러나 다기능 농업이란 개념이 초점을 긍정적 방향으로 선회시켜 주었다.

농업과 식량의 미래를 다루는 커리 위원회The Curry Commission(2002)에서 이를 지지해 왔는데, 여기에서는 공동 농업 정책(Common Agriculture Policy, CAP)에 따라 지급되는 장려금을 생산에서 분리해야 한다고 권고했다. 따라서 농업과 토지 관리에 긍정적인 부수 효과가 있다는 기존 원칙 외에 생물학적 다양성, 아름다운 경관, 수질, 이산화탄소 제거 등 공공재로서 기여하고 있다는 원칙이 추가되었다(Dobbs and Pretty, 2004).

다기능적 서비스는 본질적으로 토지가 다기능적 가치를 갖게 만든다. 최신 논문들과 토지의 다기능성에 관한 이전 연구(Pretty et al, 2000; Dobbs and Pretty, 2004; Pretty et al, 2008; Hine et al, 2008b)를 검토해 보면 8가지 주요 서비스가 토지에서 나오는 것으로 확인되었다(표 7-1). 표 7-1에 굵게 표시된 대다수의 서비스와 기능은 과거에는 무시되었다. 아니면 공공재나 서비스에 이바지했기 때문에 여기에 비용이나 가치를 두지 않아 관심을 적게 받은 것들이다.

농부들과 토지 관리자들을 인정하고 그들이 생산하는 공공서비스에 보수를 주어야 한다는 사실은 많은 사람들이 납득하고 있는 것이다(Sutherland, 2004). 새로 마련된 영국 농업 환경 계획(Defra, 2007)으로 이를 어느 정도 뒷받침했지만, 농업(및 임업)의 다기능성에 대한 전체적인 주류 담론은 지금까지도 자연과 관련한 활동의 건강적, 사회적 가치를 무시해 왔다(Nilsson et al, 2007).

그러나 녹색 돌봄 농장은 다기능 농업의 사례로 볼 수 있다. 흥미롭게도 유럽과 영국의 많은 돌봄 농부들이 환경보호, 여가 및 교육 활동에 참여하는 농부들과 같은 사람이다(Hassink and van Dijk, 2006).

농업의 다기능성과 다양화의 차이는 주목해야 한다. 경제 협력개발기구(OECD)에서는 다기능성이 경제 활동(여기에서는 농사 일)이

서비스 유형	관련 사안
농장 서비스	식량, 섬유, 기름, 농장이나 토지 관리(삼림)에서의 기초 작물
생물학적 다양성	들판, 농장, 농장 외 서식지의 야생과 생태계
역사적 유산	기념물 존재(고고학적, 역사적 중요성이 있는 장소나 건물)
물 관련 서비스	— 빗물 흡수 및 해안가 바닷물 관리로 홍수 예방 — 강물을 토지가 저장함, 대수층
기후변화 완화	— 토양 유기물이나 지면 바이오매스에서 나오는 탄소 제거 — 화석연료 사용 감소로 탄소 절약 — 탄소 배출 회피를 위한 바이오매스 재생에너지 생산으로 탄소 절약 — 공해 감소에서 식물의 효과 — 미기후에 녹지가 영향
풍경	독특한 자연환경 및 인공적 지역 풍경 예) 돌담, 함몰 도로, 울타리, 강가 목초지, 농장 건물 등
여가·오락 서비스	시골에서 대중들이 하는 활동 예) 걷기, 사이클링, 낚시, 배타기, 승마 등
건강 서비스	녹색 공간에 대한 노출과 육체 활동을 통한 정신 및 육체적 건강 혜택

표 7-1 토지에서 나오는 주요 서비스들(Hine et al, 2008b)

다양한 것을 산출(생산, 보건, 아름다운 경관 등)하고, 이 힘은 곧바로 여러 사회 문제에 기여할 수도 있다고 말했다(OECD, 2008a). 반면 다양화는 기존 집단(기업형 농업)이 다른 경제 부문(민박, 이동식 저장 공간, 화물 수송, 비농업 목적의 토지 임대 등)으로 생산 활동을 확장하는 것이다(OECD, 2008b; Nilsson et al, 2007).

과거 경험들을 수정해 가면 농업의 다기능성을 더 향상하는 데 전망이 밝다고 할 수 있다(Dobbs and Pretty, 2004). 건강 서비스 능력을 활용하면 농장이나 농업에서 다기능성의 또 다른 잠재력을 선사할 수 있다. 그러므로 돌봄 농장은 토지가 다기능성이 있다는 인식이 자리 잡는 데 한몫을 했다고 할 수 있다. 돌봄 농장은 사람들을 땅과 재연결하는 방법이고, 가정 농장에서 식량을 생산하는 방식이다.

8 결론

8.1. 녹색 돌봄: 연구의 근거와 어려움

녹색 돌봄의 연구 범위는 주제 분야와 사안이 매우 다양하다. 활동과 접근법, 참여 정도, 국가 간의 서비스 차이, 실행가와 참여자 및 많은 사람의 인식을 나타내는 녹색 돌봄 접근법 활용 매핑 등이 그 예이다. 그러나 특히 관심을 품어야 하는 연구 영역(논란과 더불어 사람들의 열정을 불러일으킬 수도 있는)은 녹색 돌봄 개입의 효과성에 대한 것이다.

효과 연구에서는 두 가지 사안이 중요하다. 첫째, 어떤 영역에서의 효과성인가? 둘째, 어떤 유형의 자료나 근거 '수준'을 효과성 '증명'에 대한 근거로 수용해야 하는가?

첫 번째 사안을 다루는 질문으로 우리는 녹색 돌봄으로 무엇을 기대하는지와 녹색 돌봄이 우리에게 무엇을 해 주기를 바라는지를 꼽을 수 있다. 일단 이에 대한 답을 구하면 두 번째 사안을 다루기 용이해진다.

우리는 녹색 돌봄 개입이 몇 가지(아니면 여러 가지) 점에서 참여자의 행복을 향상시키기를 바란다. '삶의 질', 신체 건강, 정신 건강, 기분, 심리적 행복, 사회 통합, 고용에 대한 기대 등. 우리는 녹색 돌봄 프로젝트에 참여함으로써 참여자가 더 행복해지기를 바란다. 그러나 대상자들이 바라는 것은 서로 다르기 때문에 녹색 돌봄 프로젝트는 다면적이어야 한다. 대상자들에게 서로 다른 경험, 활동, 기회를 제공하고, 거기에서 대상자들은 자신에게 적절하고 바람직하다고 생각하는 것을 선택한다(또는 주어진다).

녹색 돌봄에서는 **돌봄**을 제공한다. 대상자들은 지지적인 환경에서 일하고, 즐길 수 있는 활동에 참여하며, 또한 사회적 관계를 맺을 기회도 갖는다. 녹색 돌봄 치료자는 대상자에 대한 많은 관심을 가지고 있으며, 녹색 돌봄이 이루어지는 자연환경이 사람들을 기쁘게 한다는 것이 많은 심리학 연구를 통해 밝혀졌다. 이러한 돌봄이 제공되기 때문에 혜택에 대한 논란이 일기는 어렵다. 아마 성과를 '판단'하는 가장 최선의 방법은 참여자들의 경험과 관점에 귀를 기울이는 것일 터이다. 녹색 돌봄이 참여자들에게 얼마나 유익이 되었는지를 살펴봄으로써 그들이 갖는 인식을 탐구한 좋은 연구 사례들이 많다. 어떤 연구들은 이 책에서 언급했다.

따라서 질적 연구 결과 녹색 돌봄이 중요하고, 즐겁고, 사람들에게 이로웠다고 볼 수 있다. 그러니 다른 증거나 연구가 필요할지 의문이다.

이런 혜택이 녹색 돌봄의 직접적 영향으로 심리 기능이나 임상 조건의 변화에 근거해 일어났다고 가정하거나 예상하는 경우가 많다. 환자들이 더 행복해졌다고 말하면 심리 변화가 있다고 보는 게 맞겠지만, 녹색 돌봄에 참여함으로써 근본 상태가 바뀌었다고 말할 수는 없다. 그럴 수도 있겠지만, 녹색 돌봄이 직접적으로 환자의 임상 상태를 변화시켰거나 병이 악화되는 과정을 막았다고 한다면, 의약품을 시험하는 것과 같은 방법으로 이를 시험해 봐야 할 것이다.

녹색 돌봄 운동을 하는 사람들과 다수의 의료 종사자들은 참여자의 경험이 효과성을 증명하는 가장 적합한 근거라고 생각하겠지만, 의료 정책을 발의하고 기금을 대는 수많은 사람들은 양적 데이터와 무선 할당 통제 연구(Randomised Controlled Trials, RCTs)에 의해 움직이는 사람들이다. 이들이 바로 새로운 약품을 승인하는 당국이다.

복합적 개입은 연구하기 힘들다. 따라서 녹색 돌봄 연구자들과 반대자들에게 비교 연구가 '이상적 표준'이다. 이와 관련해서는 과거에 치료 공동체에 대해 몇 차례 실험이 이루어졌고 그 사안이 아주 뜨겁게 논의됐던 사례가 알맞다. 예를 들어 매닝Manning(2004)은 정신질환자에게 치료 공동체 접근법을 사용하는 것의 효과성을 연구하는 데 무선 할당 통제 연구의 잠재성을 탐구한 후 다음과 같이 결론지었다.

> 무선 할당 통제 연구는 의료 및 사회적 실행을 관찰하는 많은 사람들에게 근거를 모아 광범위한 사회적 힘을 미칠 수 있는 적법한 수단을 만들어 내는 강력한 방법이다.

그러나 능숙하게 무선 할당 통제 연구를 행하는 것이 모든 사안을 해결하는 이상적인 표준은 아니다. 치료 공동체 운동이나 지역 치료 공동체를 평가하는 데 사용되는 표준이 될 수는 없다. 치료 공동체에 대한 의문에 어느 정도 답을 줄 수는 있겠지만, 엄청난 문제와 막대한 비용이 발생할 것이다. 물론 그렇다고 해서 무선 할당 통제 연구를 적절한 곳에서도 사용하지 말라는 소리는 아니다.

우선은 다른 접근 방법이 필요하고 다양한 평가 방법들을 통해 지속적으로 치료 공동체를 살펴볼 필요가 있다. 비용과 실행 가능성 면에서 무선 할당 통제 연구보다 좋다는 전제 아래 무선 할당 통제 연구를 대체하기 위해서나 무선 할당 통제 연구 결과를 유지해도 되는지와 일반화가 가능한지를 확인하기 위해서 말이다(Manning, 2004, p. 119).

여기에서 두 가지 중요한 메시지를 녹색 돌봄에 적용할 수 있다. 첫 번째는 무선 할당 통제 연구가 녹색 돌봄 운동과 개별 프로젝트를 평가하는 필수적 표준이 되어서는 안 된다는 것이다. 두 번째는 무선 할당 통제 연구를 적절한 곳에만 사용해야 한다는 것이다. 녹색 돌봄에서 특정 집단을 대상으로 명확히 정의된 개입의 효과를 주장하고자 한다면 통제 연구를 하는 것이 맞다. 이런 상황에서는 통제 연구의 시행이 가능한 것이다. 실제로 이 방법은 버겟Berget 등(2007)이 동물 매개 치료가 조현병 환자에게 미치는 영향을 연구할 때 사용했다.

하지만 개입이 다양하고 대상자 집단도 다를 때, 예를 들어 돌봄 농장의 경우에는 이런 연구가 훨씬 어렵다. 훨씬 많은 자료가 필요한데 불행히도 이런 자료가 녹색 돌봄 연구 분야에서 넘쳐흐르지는 않는다.

매닝의 결론에서 또 한 가지 중요한 사항은 다양한 평가 방법을 통한 지속적 모니터링이다. 이 방법은 실행가들(연구자들과 파트너로서)이 녹색 돌봄의 근거 기반을 축적하는 데 도움을 줄 수 있다.

무선 할당 통제 연구를 녹색 돌봄 자체에서 확정적으로 사용할 수는 없다. 연구자들은 계속해서 구체적인 측면들을 찾기 위해 자료를 수집할 것이다. 이는 무선 할당 통제 연구와 질적 연구를 통해 여러 가지 녹색 돌봄 접근법과 연구 분야를 모두 아우르는 폭넓은 근거 기반을 만드는 것이다. 실상 녹색 돌봄 연구의 맥락에서는 근거들이 서로 다른 출처에서 나타난다. 이를 아래 표 8-1에 나타냈다. 순위를 두어 분류하지 않았고 연구 자료의 출처를 개괄한 것이다.

관련 연구 분야에서 이를 뒷받침하는 훨씬 많은 근거들이 나왔고 녹색 돌봄 접근법의 맥락에서 사용됐다. 예를 들어 자연환경에서 주의 회복에 대한 캐플란과 캐플란(6장 참고)의 심리학 이론은 치료적 원예 및 여타 녹색 돌봄 개입과 관련해 자주 인용된다. 이와 비슷하게 녹색 돌봄에 사용된(또는 의의가 있는) 다른 이론과 구성들도 6장에 요약되어 있다. 다른 집단에서 제시한 근거들도 이 책에서 지속적으로 사용되었다.

1	특정 녹색 돌봄 개입의 효과성
2	자연환경의 혜택
3	사회환경의 혜택
4	신체 활동과 정신 건강
5	직업, 고용과 건강(실업의 역효과)
6	신체 활동과 신체 건강
7	심리학적 이론, 구성, 체계

표 8-1 녹색 돌봄과 관련하여 사용한 연구 근거의 출처

8.2. 패러다임 전환을 향해
- 의료적, 심리적 그리고 사회적 돌봄의 녹화

현대 정신의학 비평가들은 기술과 과학의 진전이 사회적, 심리적, 대인 관계 의식의 상실을 동반해 이루어지는 빙식을 명료하게 보여 주었다. 브라켄Bracken과 토머스Thomas(2001)는 이를 '후기 정신의학'이라고 표현했다. 브라켄은 인류가 '정신 건강 혁명'(RCP, 2008)의 시대에 산다고 주장해 왔다. 이는 서비스 사용자와 '회복' 운동이 이끈 것이며 완전히 도구적 접근 방법과 전문 지식 본연의 정밀함 그리고 가치, 의미, 관계가 가장 중요하다고 다시 주장하는 것을 비판했다.

일리히(1975)는 사람들의 신체 상태가 병리적으로 이루어져 있다고 보고 지나치게 의료화해 상태가 악화되는 상황에 대해 "건강을 몰수한다"라면서 강하게 비판했다.

> 선진 산업사회에서는 질병을 만들어 낸다. 사람들이 환경에 대응하지 못하게 만들고, 그들이 무너졌을 때 깨어진 관계에서 인위적인 임상만으로 이를 대신하려 하기 때문이다. 만약 의학에서 생물학적 교란에 대해 사람들에게 주어지고 그들이 선택한 삶의 방식이 잘못 되었다기보다 건강 그 자체의 결함이라는 주장을 설명하지 못한다면 사람들은 이러한 풍토에 저항을 하게 될 것이다(Illich, 1975, p. 169).

요컨대 이제는 많은 사람들이 정신 건강의 실행이 점점 기술적이고 무익하며 대량 생산적이라고 인식하고 있다. 또한, 비자연적인 화학 물질을 과다 사용하고 더 넓은 맥락에서 분리되어 의미와 경험 면에서 깊이가 부족하다고 바라보게 되었다. 농업에서 보자면 20세기 후반에 도입된 살충제, 살균제, 비료로 볼 수 있다. 이제 사람들은 이런 "현대적 방법들"이 복잡한 문제를 풀어내기엔 한계가 있음을 인정하고 있다.

전염병이나 암에서 화학요법 치료를 하는 조건에는 엄밀한 근거 기반의 생의학적 접근 연구기 잘 들어맞지만, '정신질환자' 내다수에게서 나타나는 복잡한 개인적 경험에 이를 의미 있게 적용할 수는 없다. 세상에는 사람의 인생처럼 많은 상태가 존재하고, '질병'처럼 세계에 적응하지 못하기도 한다. 많은 이들이 고통스럽고 혼란스러운 삶을 살고, 문제투성이의 관계와 여러 가지 심리적 문제를 겪고 있다. 기술적 모델을 사용한 간단한 방법으로는 이를 해결할 수 없다. 영국의 보건부에서는 2004년에 11가지 서비스 모델에 자금 지원을 해서 이런 문제를 갖고 있는 이들을 도울 새로운 방법을 모색하고 그 효과를 평가하려고 했다. 그 중 많은 서비스가 '서비스 사용자 운동'과 '회복 모델'에 영향을 받았다. 그들의 의도는 훈련을 통해 사람들이 스스로 타고난 잠재성을 발견할 수 있도록 도와 살 만한 가치가 있다고 느끼는 삶을 이룩해 내도록 하는 것이었다.

마찬가지로, 의료 산업화는 이런 특징을 가진 사람들에게 도움이 되지 않았다. 병원의 살균된 표면, 냉혹한 불빛과 장식, 극도로 정신 없이 활동이 이루어지는 물리적 환경이 적합하지 않았던 것이다. 많은 집중 치료 프로그램들이 농장이나 다른 자연환경처럼 더 좋은 환경에 기반을 둔 프로그램의 일부로 농장 활동 등을 했을 때 효과가 좋았다. 농장들은 자원을 사회적으로 이로운 방식으로 사용하고, 생산을 돕는 노동력을 일정하게 얻을 수 있는 이점이 있었다. 관여한 지역사회 구성원들에게는 식량 생산 자체로도 상당한 심리적 혜택이 있었다. 이런 접근법이 '의료적, 심리적 그리고 사회적 돌봄의 녹화'를 말하는 것이다.

8.3. 맺음말: 성공으로 가는 길

이 책에서 연구자 및 실행가로서 우리는 녹색 돌봄의 그림을 가능한 한 완전하게 그려 내려고 노력했다. 우리는 녹색 돌봄의 구성 요소와 그 구성 요소들 사이의 연관성 그리고 다른 시스템, 과정, 체계, 이론들과의 작용점을 기술했다. 그리고 효과성에 대한 근거를 마련하기 위해 연구가 더 필요하다고 거듭 말했고, 해당 분야에서 연구자들이 겪는 어려움도 논의했다. 우리는 연구 수행의 실질적인 방법론과 '구체적인' 근거의 필요성을 자각하는 데에는 철학적 어려움이 있다고 본다.

우리는 처음에 수많은 치료 맥락에서 자연이 소중한 자산이라고 믿는다는 입장을 밝혔다. 우리가 연구가로서 해야 할 과제는 녹색 돌봄이 작용하는 근거를 찾는 데 착수하는 것이 아니라, 녹색 돌봄이라 부르는 개입이 실제로 얼마나 이로운지 조금 더 이해하는 것이다. 녹색 돌봄을 누구에게, 어떤 맥락에서 적용해야 할지 등을 이해하고, 어떤 상황에서 사용하지 말아야 하고 또 해가 되는지도 알아야 한다. 우리가 살펴본 모든 녹색 돌봄 연구에서 부정적 반응에 대한 보고나 관점은 찾아볼 수 없었다. 정원 돌보기, 야외에 나가는 것, 동물을 만지는 것이 싫다고 말하는 사람들을 이해하는 것이 녹색 돌봄을 통해 배제된 사람들이나 자연 자체에서 떨어진 사람들을 도와주는 훌륭한 길이 되어 줄 것이다.

이제는 자연환경이 건강과 행복에 이롭다는 근거가 정말 많다. 야외에서 오락과 여가를 즐기는 사람들 및 녹색 돌봄 프로그램에 참여한 사람들이 자연환경을 가치 있게 여기고 있다는 사실은 분명하다. 치료 공동체와 작업 치료 영역에서처럼 기존 치료법에 자연을 적용하는 기회도 찾을 수 있다. 이것이 곧바로 새로운 녹색 돌봄 프로젝트로 이어지지는 않겠지만, 앞에서 논의했듯이 의료, 사회, 정신의학 서비스의 녹화에 유용할 것이다. 서비스의 지속적 모니터링, 이전에 논의했던 다른 연구 접근법들, 녹색 돌봄 프로젝트 모두는 녹색 돌봄을 아주 자세히 이해할 수 있는 단단한 토대를 만들어 줄 것이다.

참고문헌

2 서론

Association of Camphill Communities in Great Britain.(2009) http://www.camphill. org.uk/about/camphill-history. 2009년 11월 17일에 접속.

Association of Therapeutic Communities.(2009) http://www.therapeuticcommunities.org/info-tcuk.htm 다음 사이트에서 내려 받을 수 있다. http://www.mind. org.uk/assets/0000/2138/ecotherapy_report.pdf.

Berger, R. and McLeod, J.(2006). "Incorporating nature in therapy: a framework for practice," *Journal of Systemic Therapies*, 25(2), pp.80~94.

Bird, W.(2007) *Natural Thinking: Investigating the links between the Natural Environment, Biodiversity and Mental Health*. Royal Society for the Protection of Birds. 다음 사이트에서 내려 받을 수 있다. http://www.rspb.org.uk/Images/natural-thinking_tcm9-161856.pdf

Bloor, M. J., McKeganey, N. P. and Fonkert, J. D.(1988) *One Foot in Eden: A Sociological Study of the Range of Therapeutic Community Practice*. London: Routledge.

Burls, A.(2007) "People and green spaces: promoting public health and mental wellbeing through ecotherapy," *Journal of Public Mental Health*, 6(3), pp.24~39.

Burns, G. W.(1998) *Nature Guided Therapy: Brief Integrative Strategies for Health and Well Being*. Brunner-Mazel.

Campling, P.(2001) "Therapeutic communities," *Advances in Psychiatric Treatment*, 7, pp.365~372.

Colson, J. H. C.(1944) *The Rehabilitation of the Injured*. Cassell.

De Vries, S., Verheij, R. A., Groenewegen, P. P. and Spreeuwenberg, P.(2003) "Natural environments — healthy environments? An exploratory analysis of the relationship between greenspace and health," *Environment and Planning A*, 35, pp.1717~1731.

Frumkin, H.(2001) "Beyond toxicity. Human health and the natural environment," *American Journal of Preventative Medicine*, 20(3), pp.47~53.

Frumkin, H.(2003) "Healthy places: exploring the evidence," *American Journal of Public Health*, 93, pp.1451~1456.

Gerlach-Spriggs, N., Kaufman, R. E. and Warner, S. B.(1998) *Restorative Gardens: The Healing Landscape*. New Haven, CT: Yale University Press.

Grahn, P. and Stigsdotter, U. A.(2003) "Landscape planning and stress," *Urban Forestry & Urban Greening*, 2, pp.1~18.

Hartig, T., Evans, G., Jamner, L. D., Davis, D. S. and Garling, T.(2003) "Tracking restoration in natural and urban field settings," *Journal of Environmental Psychology*, 23, pp.109~123.

Hartig, T., Mang, M. and Evans, G. W.(1991) "Restorative Effects of Natural Environment Experiences," *Environment and Behaviour*, 23, pp.3~26.

Health Council of the Netherlands.(2004) *Nature and Health. The Influence of Nature on Social, Psychological and Physical Well-being*. Netherlands, The Hague: Health Council of the Netherlands and Dutch Advisory Council for Research on Spatial Planning, Nature and the Environment.

Hegarty, J. R.(2007) "Nature-connectedness and ecopsychology: Going green in the consulting room: Reflections and exercises on how nature-awareness could be brought into the consulting room as a medium for psychological healing," *Things Unsaid: Keele Counselling Conference*, May 12 & 13, 2007. 다음 사이트에서 2008년 6월 9일에 내려 받았다. http://www.keele.ac.uk/depts/ps/cs/conference/Ecopsy.pdf

Hickey, B.(2008) "Lothlorien Community: A holistic approach to recovery from mental health problems," *International Journal of Therapeutic Communities*, 29(3), pp.261~272.

Hine, R., Peacock, J. and Pretty, J.(2008) *Evaluating the impact of environmental volunteering on behaviours and attitudes to the environment*. Report for BTCV Cymru, University of Essex. http://www2.btcv.org.uk/hine_peacock_pretty_2008.pdf

Kaplan, R. and Kaplan, S.(1989) *The Experience of Nature: A Psychological Perspective*. New York: Cambridge University Press.

Kaplan, S.(1995) "The restorative benefits of nature: towards an integrative framework," *Journal of Environmental Psychology*, 15, pp.169~182.

Kellert, S. R. and Wilson, E. O.(eds.)(1993) *The Biophilia Hypothesis*. Washington DC: Island Press.

Lewis, C. A.(1996) *Green Nature Human Nature: The Meaning of Plants in our Lives*. Urbana, Chicago: University of Illinois Press.

Linden, S. and Grut, J.(2002) *The Healing Fields: Working with Psychotherapy and Nature to Rebuild Shattered Lives*. London: Frances Lincoln.

Louv, R.(2005) *Last Child in the Woods: Saving Our Children from Nature-Deficit Disorder*. North Carolina: Algonquin Books.

Maas, J., Verheij, R. A., Groenewegen, P. P., De Vries, S. and Spreeuwenberg, P.(2006) "Green space, urbanity, and health: how strong is the relation?" *Journal of Epidemiology and Community Health*, 60, pp.587~592.

Maller, C., Townsend, M., Brown, P. and St Leger, L.(2002) *Healthy Parks Healthy People: The Health Benefits of Contact with Nature in a Park Context*. Melbourne, Austrailia: Deakin University and Parks Victoria.

Mayer, F. S. and Frantz, C. M.(2004) "The connectedness to nature scale: a measure of individuals, feeling in community with nature," *Journal of Environmental Psychology*, 24, pp.503~515.

MIND.(2007). *Ecotherapy: The Green Agenda for Mental Health*. London: MIND.

Neuberger, K.(2007) "The correlation effect of horticultural activities — the influence of working with plants on human experiences," C. Gallis (ed.), *Green care in Agriculture: Health Effects, Economics and Policies*. Thessaloniki: University Studio Press.

Nightingale, F.(1860) *Notes on Nursing*(Revised with Additions)(1996). London: Balliere Tindall.

Parr, H.(2007) "Mental health, nature work, and social inclusion," *Environment and Planning D: Society and Space*, 25, pp.537~561.

Peacock, J., Hine, R. and Pretty, J.(2007) *Got the Blues? Then find some Greenspace: The Mental Health Benefits of Green Exercise Activities and Green care*. University of Essex report for Mind Week.

Pretty, J.(2002) *Agriculture: Reconnecting People, Land and Nature*. London: Earthscan.

Pretty, J.(2004) "Now nature contributes to mental and physical health," *Spirituality*

and Health International, 5, pp.68~78.
Pretty, J.(2007) *The Earth only Endures: On Reconnecting with Nature and Our Place In It*. London: Earthscan.
Pretty, J., Peacock, J., Sellens, M. and Griffin, M.(2005a) "The mental and physical health outcomes of green exercise," *International Journal of Environmental Health Research*, 15(5), pp.319~337.
Pretty, J., Griffin, M., Peacock, J., Hine, R., Sellens, M. and South, N.(2005b) *A Countryside for Health and Wellbeing: the Physical and Mental Health Benefits of Green Exercise*. Sheffield: Countryside Recreation Network.
Roosens, E. and Van de Walle, L.(2007) *Geel Revisited: After Centuries of Mental Rehabilitation*. Antwerp: Garant.
Roosens, E.(1979) *Mental Patients in Town Life: Geel, Europe's First Therapeutic Community*. Beverly Hills: Sage Publications.
Roosens, E.(2008) "Feel revisited. After centuries of mental rehabilitation," J. Dessein(ed.) *Farming for Health: Proceedings of the Community of Practice Farming for Health*, November 2007, Ghent, Belgium, Merelbeke, Belgium: ILVO, pp.179~190.
Rush, B.(1812) *Medical Inquiries and Observations upon Diseases of the Mind*, reproduced in facsimile as *The History of Medicine Series*, No 15, New York: Hafner Publishing Company, 1962.
Takano, T., Nakamura, K. and Watanabe, M.(2002) "Urban residential environments and senior citizens' longevity in megacity areas: the importance of walkable green spaces," *Journal of Epidemiology and Community Health*, 56, pp.913~918.
Tuke, D. H.(1882) *Chapters in the History of the Insane in the British Isles*, first published London 1882, reprinted 1968. Amsterdam: E.J. Bonset.
UNFPA.(2007) *State of the World Population 2007: Unleashing the Potential of Urban Growth*. New York, US, United Nations Population Fund.
Ulrich, R. S.(1984) "View through a window may influence recovery from surgery," *Science*, 224, pp.420~421.
Ulrich, R. S., Simons, R. F., Losito, B. D., Fiorito, E., Miles, M. A. and Zelson, M.(1991) "Stress recovery during exposure to natural and urban environments," *Journal*

of Environmental Psychology, 11, pp.201~230.
Van den Berg, A. E., Hartig, T. and Staats, H.(2007) "Preference for nature in urbanised societies: stress, restoration and the pursuit of sustainability," Journal of Social Issues, 63, pp.79~96.
Wilson, E. O.(1984) Biophilia: The Human Bond with Other Species. Cambridge, MA: Harvard University Press.

3 '녹색 돌봄'의 개념 정의

Burls, (Pedretti) A.(2008) "Seeking Nature: A Contemporary Therapeutic Environment," Therapeutic Communities, 29, 3, pp.228~244.
Burns, G.W.(ed.)(2007) Healing with Stories: your casebook collection for using therapeutic metaphors. New Jersey: Wiley & Sons.
Fine, A. H.(2006) Handbook on Animal Assisted Therapy: Theoretical Foundations and Guidelines for Practice(Second Edition). San Diego: Elsevier.
Haubenhofer, D. K., Elings, M., Hassink, J., and Hine, R. E. (Forthcoming) "The development of green care in Western-European Countries".
Hine, R, Peacock, J. and Pretty, J.(2008) "Care farming in the UK: contexts, benefits and links with therapeutic communities," International Journal of Therapeutic Communities, 29(3), pp.245~260.
Karol, J.(2007) "Playing a traditional individual psychotherapy model to Equine-facilitated Psychotherapy(EFP): theory and method," Clinical Child Psychology and Psychiatry, 12(1), pp.77~90.
Linden, S. and Grut, J.(2002) The Healing Fields: Working with Psychotherapy and Nature to Rebuild Shattered Lives. London: Frances Lincoln.
McGibbon, N. H., Benda, W., Duncan, B. R. and Silkwood-Sherer, D. (2009) "Mediate and long-term effects of Hippotherapy on symmetry of adductor muscle activity and functional ability in children with spastic cerebral palsy," Archives of Physical Medicine and Rehabilitation, 90(6), pp.966~974.
Pretty, J., Griffin, M., Peacock, J., Hine, R., Sellens, M. and South, N.(2005) A Countryside for Health and Wellbeing; the Physical and Mental Health Benefits of Green

Exercise. Sheffield: Countryside Recreation Network.
Pretty, J., Peacock, J., Hine, R., Sellens, M., South, N. and Griffin, M.(2007) "Green exercise in the UK countryside: effects on health and psychological well-being, and implications for policy and planning," *Journal of Environmental Planning and Management*, 50(2), pp.211~231.
Sempik, J., Aldridge, J. and Becker, S.(2003) *Social and Therapeutic Horticulture: Evidence and Messages from Research*. Reading: Thrive and Loughborough: CCFR.
Sempik, J., Aldridge, J. and Becker, S.(2005) *Health, Well-being and Social Inclusion, Therapeutic Horticulture in the UK*. Bristol: The Policy Press.

4 '녹색 돌봄' 접근법의 개요

Bandoroff, S.(1989) *Wilderness—Adventure Therapy for Delinquent and Pre-Delinquent Youth: A Review of the Literature*. University of South Carolina.
Barak, Y., Savorai, O., Mavashev, S. and Beni, A.(2001) "Animal-Assisted Therapy for Elderly Schizophrenic Patients: A One-Year Controlled Trial," *American Journal of Geriatric Psychiatry*, 9(4), 439~442.
Berget, B.(2006) "Animal-assisted therapy: effects on persons with psychiatric disorders working with farm animals," *Philosophiae Doctor Thesis* 2006, 20: Norwegian University of Life Sciences.
Bernstein, P. L., Friedmann, E. and Malaspina, A.(2000) "Animal assisted therapy enhances resident social interaction and initiation in long term care facilities," *Anthrozoos*, 13, 213~224.
Bettmann, J.(2007) "Changes in adolescent attachment relationships as a response to wilderness treatment," *Journal of the American Psychoanalytic Association*, 55, 259~265.
Bird, W.(2007) *Natural Thinking: Investigating the links between the Natural Environment*, Biodiversity and Mental Health, Report for the Royal Society for the Protection of Birds, UK. Available from website: http://www.rspb.org.uk/Images/naturalthinking_tcm9-161856.pdf

Bokkers, E. A. M.(2006) "Effects of interactions between humans and domesticated animals," In J. Hassink and M. van Dyke(eds.) *Farming for Health. Green-Care Farming Across Europe and the United States of America*, pp.31~41, Wageningen UR Frontis Series, Vol. 13. Springer Dordrecht: Wageningen.

Burls, (Pedretti) A.(2008) "Seeking nature: a contemporary therapeutic environment," *Therapeutic Communities*, 29, 3, Autumn.

Burls, A.(2007) "Promoting public health and mental well-being through ecotherapy," *Journal of Public Mental Health*, 6(3).

Burls, A. and Caan, A. W.(2005) "Editorial: human health and nature conservation," *British Medical Journal*, 331, 1221~1222.

Burns, G. W.(1998) *Nature-guided Therapy: Brief Integrative Strategies for Health and Well-being*. Philadelphia, PA: Brunner/Mazel.

Burns, G. W.(2009) "The Path to happiness: Integrating Nature into Therapy for Couples and Families," in Buzzell, L. and Chalquist, C.(2009) *Ecotherapy. Healing with nature in mind*. San Francisco Sierra Club Books.

Buzzell, L. and Chalquist, C.(2009) *Ecotherapy. Healing with nature in mind*. San Francisco Sierra Club Books.

Caulkins, M. C., White, D. D. and Russell, K. C.(2006) "The role of physical exercise in Wilderness Therapy for troubled adolescent women," *Journal of Experiential Education*, 29, 18~37.

Clinebell, H.(1996) *Ecotherapy: Healing Ourselves, Healing the Earth: A Guide to Ecologically Grounded Personality Theory, Spirituality, Therapy and Education*. Minneapolis, MN: Fortress.

Conner, M.(2007) "What is Wilderness Therapy and a Wilderness Program?" Website: http://www.wilderness-therapy.org/Wilderness/WhatIsWilderess.htm

Cobb, S.(1976) "Social support as a moderator of life stress," *Psychosomatic Medicine*, 38, 5, 300~314.

Crisp, S.(1998) "International Models of Best Practice in Wilderness and Adventure Therapy," *Exploring the Boundaries of Adventure Therapy: International Perspectives, Proceedings of the International Adventure Therapy Conference*, Perth, Australia.

Davis-Berman, J. and Berman, D. S.(1994) *Wilderness Therapy: Foundations, theo-

ries and research. Dubuque, IA: Kendall/Hunt Publishing.

Diaz, A. and Motta, R.(2008) "The effects of an aerobic exercise program on post traumatic stress disorder symptom severity in adolescents," *International Journal of Emergency Mental Health,* 10(1), 49~60.

Dunn, A. L., Trivedi, M. H., Kampert, J. B., Clark, C. G. and Chambliss, H. O.(2005) "Exercise treatment for depression," *American Journal of Preventive Medicine,* 28(1), 1~8.

Fine, A. H.(Ed.)(2006) *Handbook on Animal-Assisted Therapy. Theoretical Foundations and Guidelines for Practice*(2nd Edition). San Diego: Academic Press.

Fisher, A. (2009) "Ecopsychology as radical praxis," in L. Buzzell and C. Chalquist(eds.) *Ecotherapy. Healing with Nature in Mind.* San Francisco: Sierra Club Books.

Fitzpatrick, J. C and Tebay, J. M.(1997) "Hippotherapy and therapeutic riding," in C. C. Wilson and D. C. Turner(eds.) *Companion Animals in Human Health*(Eds.), pp.41~58, London: Sage Publications.

Friedmann, E. and Thomas, S. A. (1995) "Net ownership, social support, and one-year survival after acute myocardial infarction in the Cardiac Arrhythmia Suppression Trial(CAST)," *American Journal of Cardiology,* 76, 1213~1217.

Friedmann, E., Katcher, A. H., Lynch, J. J and Thomas, S. S.(1980) "Animal companions and one-year survival of patients after discharge from a coronary care unit," *Public Health Reports,* 95, 307~312.

Growth Point(1999) "Our future starts here: practitioners determine the way ahead," *Growth Point,* 79, 4~5.

Hans, T. A.(2000) "Meta-analysis of the effects of adventure programming on locus of control," *Journal of Contemporary Psychotherapy,* 30(1), 33~60.

Hartig, T., Evans, G. W., Jamner, L. D., Davis, D. S. and Garling, T.(2003) "Tracking restoration in natural and urban field settings," *Journal of Environmental Psychology,* 23, 109~123.

Hassink, J.(2003) *Combining Agricultural Production and Care for Persons with Disabilities: a New Role of Agriculture and Farm Animals.* Netherlands: Wageningen University.

Hassink, J. and van Dijk, M.(eds.)(2006) *Farming for Health: Green-care Farming across Europe and the United States of America*. Dordrecht: Springer. Available at: http://library.wur.nl/frontis/farming_for_health/

Hassink, J., Zwartbol, C., Agricola, H., Elings, M. and Thissen, J.(2007) "Current status and potential of care farms in the Netherlands," *Wageningen Journal of Life Sciences*, NJAS, 55(1), 21~36.

Hine, R., Peacock, J. and Pretty, J.(2008) *Green Spaces: Measuring the Benefits, Report for the National Trust*. Available at: http://www.nationaltrust.org.uk/main/w-green-lung-1a2.pdf

Hine, R., Peacock, J. and Pretty, J.(2008) "Care farming in the UK: Contexts, benefits and links with therapeutic communities," *International Journal of Therapeutic Communities*, 29(3), 245~260.

Hobbs, T. R. and Shelton, G. C.(1972) "Therapeutic camping for emotionally disturbed adolescents," *Hospital & Community Psychiatry*, 23, 298~301.

Kruger, K. A. and Serpell, A.(2006) "Animal-assisted interventions in mental health,' in A. H. Fine(ed.) *Handbook on Animal-Assisted Therapy. Theoretical Foundations and Guidelines for Practice*, Second Edition, Academic Press: San Diego.

Lebel, J.(2003) *Health: an ecosystem approach Ottawa*, Canada: International Development Research.

Mallon, G. P.(1994) "Cow as co-therapist: utilization of farm animals as therapeutic aides with children in residential treatment," *Child and Adolescent Social Work Journal*, 11, 455~474.

McNicholas, J., & Collis, G. M.(2006). "Animals as social supports: insights for understanding animalassisted therapy," in A. H. Fine (Ed.) *Handbook on animal-assisted therapy*(2nd ed.), pp.49~51). San Diego, CA: Elsevier.

Mental Health Foundation.(2005) *Up and Running? Exercise Therapy and the Treatment of Mild or Moderate Depression in General Practice*. London: Mental Health Foundation.

Mental Health Foundation.(2009) *Moving on Up*. London: Mental Health Foundation.

MIND.(2007) *Ecotherapy: The Green Agenda for Mental Health*. London: MIND.

Peacock, J., Hine, R. and Pretty, J.(2007) *Got the Blues? Then find some Greenspace: The Mental Health Benefits of Green Exercise Activities and Green care*. University of Essex report for Mindweek.

Peacock, J., Hine, R, and Pretty, J.(2008) *The Turnaround 2007 Project, Report for the Wilderness Foundation*, Available on request from the Wilderness Foundation at: http://www.wildernessfoundation.org.uk/contact-us/

Pretty, J., Griffin, M., Peacock, J., Hine, R., Sellens, M. and South, N.(2005b) *A Countryside for Health and Wellbeing: the Physical and Mental Health Benefits of Green Exercise*. Sheffield: Countryside Recreation Network.

Pretty, J., Peacock, J., Hine, R., Sellens, M., South, N. and Griffin, M. (2007) "Green exercise in the UK countryside: effects on health and psychological well-being, and implications for policy and planning," *Journal of Environmental Planning and Management*, 50(2), 211~231.

Pretty, J., Peacock, J., Sellens, M. and Griffin, M. (2005a) "The mental and physical health outcomes of green exercise," *International Journal of Environmental Health Research*, 15(5), 319~337.

Roszak, T., Gomes, M. and Kanner, A. D.(eds.)(1995) *Ecopsychology: Restoring the Earth, Healing the Mind*, San Francisco, CA: Sierra Club Books.

Russell, K. C.(1999) *Theoretical Basis, Process and Reported Outcomes of Wilderness Therapy as an Intervention and Treatment for Problem Behaviour in Adolescents*. Idaho: University of Idaho, College of Graduate Studies.

Russell, K. C. (2006a) "Evaluating the effects of the Wendigo Lake Expeditions program on young offenders," *Journal of Juvenile Justice and Youth Violence*, 4, 185~203.

Russell, K. C.(2006b) "rat camp, boot camp, or...? Exploring wilderness therapy program theory," *Journal of Adventure Education and Outdoor Learning*, 6, 51~68.

Russell, K. C. and Phillips-Miller, D.(2002) "Perspectives on the wilderness therapy process and its relation to outcome," *Child and Youth Care Forum*, 31, 415~437.

Scholl, S.(2003) Tiergestützte Therapie und Pägogik am Bauernhof. Vortrag bei der 56. Sitzung der Arbeitsgemeinschaft ländliche Sozialforschung, Wien 7.11.2003.

Scholl, S., Grall, G., Petzl, V., Röthler, M., Slotta-Bachmayr, L. and Kotrschal, K.(2008) "Behavioural effects of goats on disabled persons," *International Journal of Therapeutic Communities*, 29(3), 297~309.

Sempik, J., Aldridge, J. and Becker, S.(2003) *Social and Therapeutic Horticulture: Evidence and Messages from Research*. Reading: Thrive and Loughborough: CCFR.

Sempik, J. and Spurgeon T. (2006) "Towards a rigorous approach to studying social and therapeutic horticulture for people with mental health problems," *Growth Point*, 107, 4~7.

Serpell, J. A.(1991) "Beneficial effects of pet ownership on some aspects of human health," *Journal of the Royal Society of Medicine*, 84, 717~720.

Sims, J., Galea, M., Taylor, N., Dodd, K., Jespersen, S., Joubert, L. and Joubert, J.(2009) "Regenerate: assessing the feasibility of a strength-training program to enhance the physical and mental health of chronic post stroke patients with depression," *International Journal of Geriatric Psychiatry*, 24(1), 76~83.

Stathopoulou, G., Powers, M. B., Berry, A. C. and Smits, J. A. J. (2006) "Exercise Interventions for Mental Health: A quantitative and qualitative review," *Clinical Psychology: Science and Practice*, 13(2), 179~193.

Townsend, M. (2006) "Feel blue? Touch green! Participation in forest / woodland management as a treatment for depression," *Urban Forestry and Urban Greening*, 5, 111~120.

Wilson, S. J. and Lipsey, M. W.(2000) "Wilderness challenge programmes for delinquent youth: A meta-analysis of outcome evaluations," *Evaluation and Programme Planning*, 23, 1~12.

5 다른 개입 및 접근법과 녹색 돌봄의 관계

Armstrong, D. (2000) "Survey of community gardens in upstate New York. Implications for health promotion and community development," *Health and Place* 6(4), pp.319~327.

Brethour, C., Watson, G., Sparling, B., Bucknell, D. and Moore, T-I. (2007), *Literature Review of Documented health and environmental benefits derived from Ornamental Horticulture Products. Final Report*. Agriculture and Agri-Food Canada Markets and Trade, Ottawa, Ontario.

Christiansen, C. H., Baum, C. M. & Bass-Haugen, J. (eds.)(2005). *Occupational Therapy: Performance, Participation and Well-being*, 3rd Edition. Thorofare NJ: SLACK Incorporated.

Community Land Trust. (2008) Website: http://www.communitylandtrust.org.uk/

Countryside Recreation Network (2001). *Removing Barriers, Creating Opportunities: Social Inclusion in the Countryside*, Sheffield: Countryside Recreation Network.

Crouch, D. and Ward, C. (1997) *The Allotment: Its Landscape and Culture*. Nottingham: Five Leaves Publications.

Drescher, A. V. (2001) "The German Allotment Gardens – a model for poverty alleviation and food security in Southern African cities?" *Proceedings of the Sub-Regional Expert Meeting on Urban Horticulture*. Stellenbosch, South Africa, January 15~19, FAO/University of Stellenbosch. Available at:http://www.cityfarmer.org/germanAllot.html

Federation of City Farms and Community Gardens. (2009). Website: http://www.farmgarden.org.uk/farms-gardens

Folkes, J. (2005). A comparison of city farms in London and Vienna. TAT- Universitätslehrgang "Tiergestüzte Therapie und tiergestüzte Födermaβnahmen", Vienna, Austria.

Foulkes, S. H. (1964) *Therapeutic Group Analysis*. London: Allen & Unwin.

Garnet T. (1996) *Growing Food in Cities: A Report to Highlight and Promote the Benefits of Urban Agriculture in the UK*. Safe Alliance and National Food alliance, London.

Haigh, R. (1998) "The quintessence of a therapeutic environment," In P. Campling and R. Haigh (eds.) *Therapeutic Communities: Past Present and Future*. London: Jessica Kingsley Publishers.

Hegarty, J. R. (2008) "Community farm ownership: a way to increase involvement in care-farming?" In J. Dessein (ed.). *Farming for Health: Proceedings of the Community of Practice Farming for Health*, 6-9 November 2007, Ghent, Belgium. Merelbeke, Belgium: ILVO.

Hollins, B. and Hollins, C. (2007) *The Fight for Fordhall Farm*. London: Hodder and Stoughton.

Holvikivi, J. (ed.) (1995) *Toimintaterapia (Occupational Therapy)*. Opetushallitus:

Helsinki.

Illich, I. (1976) *Medical Nemesis: the Expropriation of Health*. Harmondsworth: Penguin.

Kennard, D. (1998) *Introduction to Therapeutic Communities*. London: Jessica Kingsley Publishers.

Kielhofner, G. (2002) *Model of Human Occupation*. 3rd edition. Baltimore and Philadelphia: Lippincott Williams & Wilkins.

Main, T. F. (1946) "The hospital as a therapeutic institution," *Bulletin Menn Clinic*, 66~70.

Mougeot Luc J. A. (2006) *Growing Better Cities: Urban Agriculture for Sustainable Development*. Canada: International Development Research Centre.

Pretty J. (2002) *Agri-Culture: Reconnecting People, Land and Nature*. London: Earthscan.

Pretty, J., Griffin, M., Peacock, J., Hine, R., Sellens, M. and South, N. (2005) *A Countryside for Health and Wellbeing: the physical and mental health benefits of green exercise*. Sheffield: Countryside Recreation Network.

Rapoport, R. N. (1959) *Community as Doctor*. London: Tavistock.

Relf, D. and Lohr, V. (2003) "Human issues in horticulture," *HortScience*, 38, pp.984~993.

SuRaKu (2008) "Planning guidelines for an accessible environment," Accessibility criteria and instruction cards available at: http://www.hel.fi/helsinkikaikille/

Tidball, K. G. & Krasny, M. (2006) "From risk to resilience: What role for community greening and civic ecology in cities?" In A. Wals (ed.) *Social Learning Towards a more Sustainable World*. Wageningen: Wageningen Academic Publishers.

Urban Harvest. (2009) Website: http://www.urbanharvest.org/index.html

Weissman J. (ed.) (1995). *City Farmers: Tales from the field*. New York: Green thumb.

Westphal, L. M. (1999) *Growing Power?: Social Benefits from Urban Greening Projects*. PhD Thesis. Graduate college of the University of Illinois and Chicago.

6-2 생명애 가설

Kellert, S. R., and Wilson, E.O. (eds.) (1993) *The Biophilia Hypothesis*. Island Press.

Wilson, E. O. (1984) *Biophilia. The Human Bond with Other Species*. Harvard University Press.

Melson, G. F. (2000) "Companion animals and the development of children: Implications of the Biophilia Hypothesis," In A. Fine (ed.) *Handbook on Animal-Assisted Therapy—Theoretical Foundations and Guidelines for Practice*, 376~383, San Diego: Academic Press, Elsevier Science.

6-3 주의 회복 이론

Herzog, T. R., Black, A. M., Fountaine, K. A. and Knotts, D. J. (1997) "Reflection and attentional recovery as distinctive benefits of restorative environments," *Journal of Environmental Psychology*, 17, pp.165~170.

Kaplan, S. (1995) "The restorative benefits of nature: toward an integrative framework," *Journal of Environmental Psychology*, 15, pp.169~182.

Kaplan, R. and Kaplan, S. (1989) *The Experience of Nature: A Psychological Perspective*. New York: Cambridge University Press.

Unruh, A. M., Smith, N. and Scammell, C. (2000) "The occupation of gardening in life-threatening illness: a qualitative pilot project," *Canadian Journal of Occupational Therapy*, 67(1), pp.70~77.

6-4 자연과 스트레스 회복

Kaplan, S. (1995) "The restorative benefits of nature: toward an integrative framework," *Journal of Environmental Psychology*, 15, pp.169~182.

Ulrich, R. S. (1983) "Aesthetic and affective response to natural environment," In I. Altman and J.F. Wohlwill (eds.) *Human Behaviour and Environment: Behaviour and the Natural Environment*, pp.85~125, New York: Plenum Press.

Ulrich, R. S (1984) "View through a window may influence recovery from surgery," *Science*, 224, pp.420~421.

Ulrich, R. S., Simons, R. F., Losito, B. D., Fiorito, E., Miles, M. A. and Zelson, M. (1991) "Stress recovery during exposure to natural and urban environments," *Journal of Environmental Psychology*, 11, pp.201~230.

6-5 치료적 풍경과 녹색 돌봄

Gesler, W. M. (1992) "Therapeutic landscapes: medical issues in light of the new cultural geography," *Social Science and Medicine*, 34(7), pp.735~746.

Gesler, W. M. (1993) "Therapeutic landscapes: theory and a case study of Epidauros, Greece," *Environment and Planning D: Society and Space*, 11, pp.171~189.

Gesler, W. (1996) "Lourdes: healing in a place of pilgrimage," *Health & Place*, 2, 95–05.

Milligan, C., Gatrell, A. and Bingley, A. (2004) "Cultivating Health' therapeutic landscapes and older people in Northern England," *Social Science and Medicine*, 58, pp.1781~1793.

6-6 실존 이론

Baart, A. (2001) *Een theorie van presentie*. Lemna, Utrecht.

Droës, J. and van Weeghel, J.(1994). *Perspectieven van psychiatrische rehabilitatie*. Maandblad Geestelijke Volksgezondheid. 49(8), pp.795~810.

Kal, D. (2002) *Kwartiermaken. Werken aan ruimte voor mensen met een psychiatrische achtergrond*. Boom, Amsterdam.

6-7 노동과 고용

Bartley, M., Sacker, A. and Clarke, P. (2004) "Employment status, employment conditions and limiting illness. Prospective evidence from the British household panel survey 1991~2001," *Journal of Epidemiology and Community Health*, 58, pp.501~506.

Bennett, D. (1970) "The value of work in psychiatric rehabilitation," *Social Psychiatry*, 5, pp.224~230.

Boardman, J. (2003) "Work, employment and psychiatric disability," *Advances in Psychiatric Treatment*, 9, pp.327~334.

Grove, B. (1999) "Mental health and employment: shaping a new agenda," *Journal of Mental Health*, 8, pp.131~140.

Isaksson, K. (1989) "Unemployment, mental health and the psychological functions of work in male welfare clients in Stockholm," *Scandinavian Journal Social Medicine*, 17, pp.165~169.

Jahoda, M. (1982) *Employment and Unemployment. A Social Psychological Analysis*. Cambridge: Cambridge University Press.

Michon, H. W. C., van Weeghel, J., Kroon, H. et al. (2006) "Predictors of successful job finding in psychiatric vocational rehabilitation: An expert panel study," *Journal of Vocational Rehabilitation*, 25(3), pp.161~171.

Secker, J., Grove, B. and Seebohm, P. (2001) *Challenging Barriers to Employment, Training and Education for Mental Health Service Users. The service users' perspective*. Kings College London: London Institute for applied health and social policy.

Shepherd, G. (1989) "The value of work in the 1980's," *Psychiatric Bulletin*, 13, pp.231~233.

Warr, P. B. (1987) *Work, Unemployment and Mental Health*. Oxford: Oxford University Press.

6-8 인본주의 심리학의 통찰력

Antonovsky A. (1987) *Unravelling the Mystery of Health. How People Manage Stress and Stay Well*. San Francisco: Jossey-Bass.

Bugental, J. F. T. (1964) "The third force in psychology," *Journal of Humanistic Psy-*

chology, 4, pp.19~25.
Csíkszentmihályi, M. (1996) *Creativity: Flow and the Psychology of Discovery and Invention*. New York: Harper Perennial.
Deci, E. L. and Ryan, R. M. (1985) *Intrinsic Motivation and Self-determination in Human Behaviour*. New York: Plenum Publishers.
Deci, E. L. and Ryan, R. M. (2000) "The 'what' and 'why' of goal pursuits: Human needs and the selfdetermination of behavior," *Psychological Inquiry*, 11, pp.227~268.
Frankl, V. (1959) *Man's Search for Meaning*(2006 edition). Boston, Massachusetts: Beacon Press.
Maslow. A. H. (1971). *Towards a Psychology of Being*, Rotterdam, Netherlands: Lemniscaat.

6-9 건강 생성 이론

Antonovsky, A. (1979) *Health, Stress, and Coping*. San Francisco: Jossey-Bass.
Antonovsky, A. (1984) "The sense of coherence as a determinant of health," In J. D. Matarazzo (Ed.) *Behavioral Health: a Handbook of Health Enhancement and Disease Prevention*, pp.114~129, New York: Wiley.
Antonovsky, A. (1985) "The life-cycle, mental-health and the sense of coherence," *Israel Journal of Psychiatry and Related Sciences*, 22, pp.273~280.
Antonovsky, A. (1987) *Unravelling the Mystery of Health: How People Manage Stress and Stay Well*. San Francisco: Jossey-Bass.
Antonovsky, H. and Sagy, S. (1986) "The development of a sense of coherence and its impact on responses to stress situations," *Journal of Social Psychology*, 126, pp.213~225.
Eriksson, M. (2006) "Antonovsky's sense of coherence scale and the relation with health: a systematic review," *Journal of Epidemiological Community Health*, 60, pp.376~381.
Frankl, V. E. (1963) *Man's Search for Meaning: An Introduction to Logotherapy*. New York: Washington Square Press.

Frankl, V. E. (1978) *The Unheard Cry for Meaning: Psychotherapy and Humanism*. New York: Simon and Schuster.

Frankl, V. E., Crumbaugh, J. C., Maholick, L. T. and Gerz, H. O. (1970) *Psychotherapy and Existentialism: Selected Papers on Logotherapy*, London: Souvenir.

Lazarus, R. S. and Folkman, S. (1984) "Coping and Adaption," In W. D. Gentry (ed.) *Handbook of Behavioral Medicine*, pp.282~325, New York: Guilford.

6-10 회복 모델

Cloninger, C. R. (2006) "The science of well-being: an integrated approach to mental health and its disorders," *World Psychiatry*, 5(2) pp.71~76.

Fulford, K. W. M. (2004) "Ten principles of values-based medicine," In J. Radden (ed.) *The philosophy of Psychiatry: A Companion*. New York: Oxford University Press.

MacKeith, J. and Burns, S. (2008) *Mental Health Recovery Star*. London: Triangle Consulting and

Mental Health Providers Forum. Available at: http://www.mhpf.org.uk/

Walters, J. D. (1994) *Intentional Communities. How to Start Them, and Why*. Crystal Clarity.

Woodbridge, K. and Fulford, B. (2005) *Whose Values? A Workbook for Values-based Practice in Mental Health Care*. London: SCMH.

6-11 자기 효능

Bandura, A. (1977) "Self-efficacy: Toward a Unifying Theory of Behavioral Change," *Psychological Review*, 84, pp.191~215.

Bandura, A. (1982) "Self-efficacy, mechanism in human agency," *American Psychologist*, 37, pp.122~147.

Bandura, A. (1986) "The explanation and predictive scope of self-efficacy theory," *Journal of social and clinical psychology*, 4, pp.359~373.

Bandura, A. (1997) "Self-efficacy," *Harvard Mental Health Letter*, 13, pp.4~7.

Berget, B. (2006) *Animal-Assisted therapy: Effects on Persons with Psychiatric Disorders Working with Farm Animals*. PhD Thesis, Aas: Norwegian University of Life Sciences and Oslo: University of Oslo.

Berget, B., Skarsaune, I., Ekeberg, Ø. and Braastad, B. (2007) "Humans with Mental Disorders Working with Farm Animals: A Behavioral Study," *Occupational Therapy in Mental Health*, 23(2), pp.101~117.

Bizub, A. L., Davidson, L. and Joy, A. (2003) "It's like being in another world. Demonstrating the therapeutic benefit of horse back riding for individuals with psychiatric disability," *Psychiatric Rehabilitation Journal*, 26, pp.377~383.

Burgon, H. "Case studies of adults receiving horse-riding therapy." *Anthrozoos*, 16(3), pp.263~276.

Fitzpatrick, J. C and Tebay, J. M. (1997) "Hippotherapy and therapeutic riding," In C.C. Wilson and D. C. Turner (eds.) *Companion Animals in Human Health* (Eds), pp.41~58, London: Sage Publications.

6-12 자연과 종교 그리고 영성

Fox, M. (2000) *Original Blessings*. Los Angeles: J.P. Tarcher.

Paffard, M. (1973) *Inglorious Wordsworths: A study of some transcendental experiences in childhood and adolescence*. London: Hodder and Stoughton.

Quiet Garden Movement. (2008) http://www.quietgarden.co.uk/quiet_garden_ministry.htm, accessed February 2008.

Unruh, A. M. (2004) "The meaning of gardens and gardening in daily life: a comparison between gardeners with serious health problems and healthy participants," *Acta Horticulturae*, 639, pp.67~73.

6-13 융 심리학

Corbett, L. (2006) "Varieties of numinous experience: the experience of the sacred

in the therapeutic process," In A. Casement, and D. Tacey (eds.) *The Idea of the Numinous: Contemporary Jungian and Psychoanalytic Perspectives*, Chapter 4, Hove: Routledge.
Goldberg, L. R. (1992) "The development of markers for the Big-five factor structure' Journal of Personality and Social Psychology," 59(6), pp.1216~1229.
Jung, C. G. (1921) "Psychological Types," *Collected Works of C. G. Jung*, Volume 6, Princeton University Press.
Jung C. G. (1959) "On the Psychology of the Trickster Figure," *Collected Works*, 9i.
Kellert, S. R. (1993) *The Biophilia Hypothesis*, Washington DC: Island Press.
Lovelock, J. (1979) *Gaia: A new look at life on Earth*, Oxford: OUP.
Myers, I. B., McCaulley, M. H., Quenk, N. L., Hammer., A. L. (1998) *MBTI Manual(A guide to the development and use of the Myers Briggs type indicator)*, 2nd Edition. Palo Alto CA: Consulting Psychologists Press.
Rowland, S. (2006) "Jung and Derrida: the numinous, deconstruction and myth," In A. Casement and D. Tacey (eds) *The Idea of the Numinous: Contemporary Jungian and Psychoanalytic Perspectives*, Chapter 7, Hove: Routledge.
Storr, A. (1973) *Jung*. London: Fontana.
Wilson, E. O. (1984) *Bophilia*, Boston: Harvard University Press

6-14 삶의 질 모델

Christiansen, C. H., Baum, C. M. and Bass-Haugen, J. (eds.) (2005) *Occupational Therapy: Performance, Participation and Well-being*, 3rd edition, Thorofare NJ: SLACK Incorporated.
Lercher, P. (2003) "Which health outcomes should be measured in health related environmental quality of life studies?" *Landscape and Urban Planning*, 65, pp.63~72.
McDowell, I. (2006) *Measuring Health. A Guide to Rating Scales and Questionnaires*. 3rd Edition. Oxford: Oxford University Press.
Meerberg, G. A. (1993) "Quality of life: A concept analysis." *Journal of Advanced Nursing*, 18, pp.32~38.

Rogerson, R. J. (1995) "Environmental and health-related quality of life: conceptual and methodological similarities," *Social Science and Medicine*, 41, pp.1373~1382.

Smith, K., Avis, N. and Assmann, S. (1999) "Distinguishing between quality of life and health status in quality of life research: a meta-analysis," *Quality of Life Research*, 8, pp.447~459.

Sprangers, M. and Schwartz, C. (1999) "Integrating response shift into health-related quality of life research: a theoretical model," *Social Science and Medicine*, 48, pp.1507~1515.

Spilker, B. and Revicki, D. A. (1996) "Taxonomy of quality of life," In B. Spilker (ed.) *Quality of Life and Pharmacoeconomics in Clinical Trials*, pp.25~31, Philadelphia: Lippincott-Raven.

The WHOQOL Group. (1995) "The world health organization quality of life assessment (WHOQOL): position paper from the World Health Organization," *Social Science Medicine*, 41, pp.1403~1409.

Verkerk, M. A., Busschbach, J. J. V. and Karssing, E. D. (2001) "Health-related quality of life research and the capability approach of Amartya Sen," *Quality of Life Research*, 10, pp.49~55.

6-15 물리적 공명

Hartig, T., Mang, M. and Evans, G. W. (1991) "Restorative effects of natural environment experiences," Environment and Behavior, 23, pp.3~26.

Heimann, P. (1950) "On counter-transference," International Journal of Psycho-Analysis, 31, pp.81~84.

Kaplan, S. (1995) "The restorative benefits of nature: toward an integrative framework," *Journal of Environmental Psychology*, 15, pp.169~182.

Kaplan, R. and Kaplan, S. (1989) *The Experience of Nature: A Psychological Perspective*. New York: Cambridge University Press.

Rand, M. (2001) "Somatic resonance and countertransference," *AHP Perspective*, April/May.

Totton, N. (ed.) (2005) *New Dimensions in Body Psychotherapy*. Mcgraw-Hill Publishing Company.

Ulrich, R. S. (1984) "View through a window may influence recovery from surgery," *Science*, 224, pp.420~421.

Ulrich, R. S., Simons, R. F., Losito, B. D., Fiorito, E., Milse, M. A. & Zelson, M. (1991) "Stress recovery during exposure to natural and urban environments," *Journal of Environmental Psychology*, 11, pp.201~230.

6-16 집단 분석 이론

Foulkes, S. H. (1964) *Therapeutic Group Analysis*. London: Allen & Unwin.

Haigh, R. (1999) "The quintessence of a therapeutic environment," In P. Campling and R. Haigh (eds.) *Therapeutic Communities: Past, Present and Future*. London: Jessica Kingsley Publishers.

Linden, S. and Grut, J. (2003) *The Healing Fields: Working with Psychotherapy and Nature to Rebuild Shattered Lives*. London: Frances Lincoln.

7 녹색 돌봄의 정책과 사회 체계 간의 상호작용

Antonovsky, A. (1988) *Unravelling the Mystery of Health. How People Manage Stress and Stay Well*. San Fransisco, Jossey-Bass Publishers.

Barak, Y., Savorai, O., Mavashev, S. and Avshalom, B. (2001) "Animal-Assisted Therapy for elderly schizophrenic patients," *American Journal of Geriatric Psychiatry*, 9, pp.439~442.

Bernstein, P.L, Friedmann, E. and Malaspina, A. (2000) "Animal-assisted therapy enhances resident social interaction and initiation in long-term care facilities," *Anthrozoös*, 3, pp.213~224.

Burchardt, T., Le Grand, J. and Piachaud, D. (2002) "Degrees of Exclusion: Developing a Dynamic, Multidimensional Measure," In J. Hills, J. Le Grand, and D. Piachaud (eds.) *Understanding Social Exclusion*, pp. 30~43. New York: Oxford

University Press.
Curry Commission. (2002) *Farming and Food: A Sustainable Future*, Report of the Policy Commission on the Future of Farming and Food. London: The Cabinet Office. Available at: http://archive.cabinetoffice.gov.uk/farming/pdf/PC%20Report2.pdf
Defra. (2007) *An Introductory Guide to Valuing Ecosystem Services*. London: Defra. Available at: http://www.defra.gov.uk/wildlife-countryside/natres/eco-value.htm
Dobbs, T. and Pretty, J. (2004) "Agri-environmental stewardship schemes and 'multifunctionality'," *Review of Agricultural Economics*, 26, pp.220-237.
Downie, R. S., Tannahill, C. and Tannahill, A. (2000) *Health Promotion Models and Values*, 2nd edition. Oxford: Oxford University Press.
Hassink, J. and van Dijk, M. (2006) "Farming for health across Europe: comparison between countries, recommendations for research and policy agenda," In *Farming for Health: Green-care farming across Europe and the United States of America*, pp.347~357, Dordrecht: Springer. Available at: http://library.wur.nl/frontis/farming_for_health/
Hine R. (2008) "Care farming: bringing together agriculture and health," *Ecos*, 29(2), pp.42~51.
Hine, R., Peacock, J. and Pretty, J. (2008a) *Care Farming in the UK: A Scoping Study*, Report for NCFI(UK). Available at: http://www.ncfi.org.uk/documents/Care%20farming%20in%20the%20UK%20FINAL%20Report%20Jan%2008.pdf
Hine, R., Peacock, J. and Pretty, J. (2008b) *Green Spaces: Measuring the Benefits*. Report for the National Trust. Available at: http://www.nationaltrust.org.uk/main/w-green-lung-1a2.pdf
International Union for Health Promotion and Education. (1999) *The Evidence of Health Promotion Effectiveness*. Evidence Book, Part Two. Brussels, Luxembourg.
Kauhanen, J., Myllykangas, M., Salonen, J. T. and Nissinen A. (1998) *Kansanterveystiede (Public health)*. 2nd Edition. Porvoo: WSOY.
McNicholas, J. and Collis, G.M. (2001) "Children's representations of pets in their social networks," *Child Care Health Development*, 27, pp.279~294.

Millennium Ecosystem Assessment. (2005) *Ecosystems and Human Well-being: Current State and Trends. Findings of the Condition and Trends Working Group.* Washington: Islan Press. Also available at: http://www.millenniumassessment.org/en/index.aspx

Nilsson, K., Baines, C. and Konijnendijk, C. (eds.) (2007) *Health and the Natural Outdoors, COST and European Science Foundation Strategic Workshop Final Report.* Brussels: COST.111

OECD. (2008a) Website: http://stats.oecd.org/glossary/detail.asp?ID=1699 (accessed 14 September 2009)

OECD. (2008b) Website: http://stats.oecd.org/glossary/search.asp (accessed 14 September 2009)

Pretty, J. N., Brett, C., Gee, D., Hine, R. E., Mason, C. F., Morison, J. I. L., Rayment, M. D., van der Bijl, G., and Dobbs, T. J. (2001) "Policy challenges and priorities for internalising the externalities of agriculture," *Journal of Environmental Planning and Management,* 44(2), 263~283. Available at: http://www.essex.ac.uk/bs/staff/pretty/JEPM%20pdf.pdf

Pretty, J., Brett, C., Gee, D., Hine, R., Mason, C. F., Morison, J. I. L., Raven, H., Rayment, M. and van der Bijl, G. (2000) "An assessment of the total external costs of UK agriculture," *Agricultural Systems,* 65(2), pp.113~136.

Pretty, J., Smith, G., Goulding, K.W.T., Groves, S.G., Henderson, I., Hine, R.E., King, V., van Oostrum, J., Pendlington, D.J., Vis, J.K. and Walter, C. (2008) "Multi-Year assessment of Unilever's progress towards agricultural sustainability: indicators, methodology and pilot farm results', *International Journal of Agricultural Sustainability,* 6, pp.37~62.

Rappe, E. (2005) *The Influence of a Green Environment and Horticultural Activities on the Subjective Well-being of the Elderly Living in Long-term Care, Publications no 24. Department of Applied Biology, the University of Helsinki.* Helsinki, Yliopistopaino. Electronic publication at http://ethesis.helsinki.fi/

Rappe, E. (2007) "Green care in the framework of health promotion', in C. Gallis (ed.) *Green care in Agriculture: Health effects, Economics and Policies Proceedings.* Vienna, pp.33~40. Thessaloniki: University Studio Press.

Sempik, J., Aldridge, J. and Becker, S. (2005) *Health, Well-being and Social Inclusion,*

Therapeutic Horticulture in the UK. Bristol: The Policy Press.
Social Exclusion Unit. (2004) *Mental Health and Social Exclusion*. London: Office of the Deputy Prime Minister, http://www.socialinclusion.org.uk/publications/SEU.pdf
Sutherland, W. (2004) "A blueprint for the countryside," *Ibis*, 146(2) pp.230~238.
WHO. (1986) *Ottawa Charter for Health Promotion*. http://www.who.int/hpr/NPH/docs/ottawa_charter_hp.pdf
WHO. (1991) *Sundsvall statement on supportive environments for health*, http://www.who.int/hpr/NPH/docs/sundsvall_statement.pdf

8 결론

Berget, B., Skarsaune, I., Ekeberg, ø. and Braastad, B. (2007) "Humans with mental disorders working with farm animals: a behavioral study," *Occupational Therapy in Mental Health*, 23(2), pp.101~117.
Bracken, P. and Thomas, P. (2001) "Postpsychiatry," *British Medical Journal*, 322, pp.724~727.
Illich, I. (1975) *Limits to Medicine. Medical Nemesis: The Expropriation of Health*. Harmondsworth: Penguin.
Manning, N. (2004) "The gold standard, what are RCTs and where did they come from?," In J. Lees, N. Manning, D. Menzies and N. Morant (eds.) *A Culture of Enquiry: Research Evidence and the Therapeutic Community*. London: Jessica Kingsley Publishers. RCP. (2008) *Royal College of Psychiatrists*, News. http://www.rcpsych.ac.uk/member/rcpsychnews/october2008.aspx (accessed 4 July 2009)

옮긴이의 글

충남광역정신건강증진센터에서는 홍성군 장곡면 도산리에서 자연과 생명으로 정신 장애의 치유를 돕는 '행복농장'을 운영하고 있습니다. '행복농장'은 돌봄 농장 성격을 띠며, 사회적 편견과 낙인으로 직업을 갖기 어려운 정신 장애인을 대상으로 농업 교육과 다양한 체험 활동을 펼치는 곳입니다. 나아가 농업과 관련한 구직 활동도 이루어지고 있습니다. 운영 초기에 도움이 될 만한 자료를 찾고 검토하던 중 코스트(COST)에서 펴낸 이 책을 접했습니다. 이 책을 통해 저희가 받은 많은 도움을 저희와 비슷한 목적으로 농장을 운영하거나 준비 중인 분들과 나누고 싶습니다. 한국의 독자들을 위해 이 책의 발간을 기꺼이 허락해 준 코스트(COST)와 저자들에게 깊은 감사를 드립니다.

2015년 9월

안병은

엮은이 **코스트 COST**

유럽과학기술협동조합(European Cooperation in Science and Technology). 코스트 협업 네트워크 866(농업에서의 녹색 돌봄)에서 '녹색 돌봄'의 개념 모델과 치료 체계를 협동으로 연구해 그 결과물로 이 책을 펴냈다. 녹색 돌봄을 사회적, 심리적 이론과 질문의 보다 넓은 맥락에서 고려함으로써, 해당 분야를 바라보는 여러 관점을 제공한다.

옮긴이 **안병은**

정신건강의학과 전문의로 사회적기업 우리동네 대표이사, 행복한우리동네의원장, 수원시자살예방센터장, 충남광역정신건강증진센터장으로 일하고 있다.
이메일 wannabehope@hanmail.net

자연과 정신건강 총서 1
녹색 돌봄

1판 1쇄 펴낸날 2015년 9월 20일

엮은이 코스트
옮긴이 안병은
펴낸이 장은성
만든이 김수진
인 쇄 대덕인쇄
제 본 자현제책
종 이 성진페이퍼

출판등록일 2001.5.29(제10-2156호)
주소 (350-811) 충남 홍성군 홍동면 운월리 368번지
전화 041-631-3914
전송 041-631-3924
전자우편 network7@naver.com
누리집 cafe.naver.com/gmulko

자연과 정신건강 총서를 펴내며

제가 어린 시절만 하더라도 자연 속에서 마음껏 뛰놀며 지내는 것이 너무도 당연한 일이었습니다. 자연은 훌륭한 놀이터였습니다. 친구들과 흙바닥과 물가에서 돌과 나뭇가지 등으로 놀다 보면 시간 가는 줄 몰랐습니다. 지금은 저조차 발로 흙을 밟아 본 적이 언제인지 기억을 더듬어야 할 정도이지만, 불과 20~30년 전만 하더라도 자연과 단절된 상황은 상상하기 어려웠습니다. 요즘은 아이들의 옷과 신발에 조금만 흙이 묻으면 지저분하다고 털어 내버립니다. 심지어 아이들과 캠핑을 가는 장면을 보여주는 예능 프로그램에서도 온전히 자연을 즐기지 못하는 모습에 불편함을 느끼기도 합니다. 흙보다 콘크리트에, 나무보다 플라스틱에, 바람보다 에어컨이나 공기청정기에 익숙해진 생활이 되면서 자연은 어느 순간 따분하거나 파괴적으로 이용해야 할 대상으로 전락해 버렸습니다.

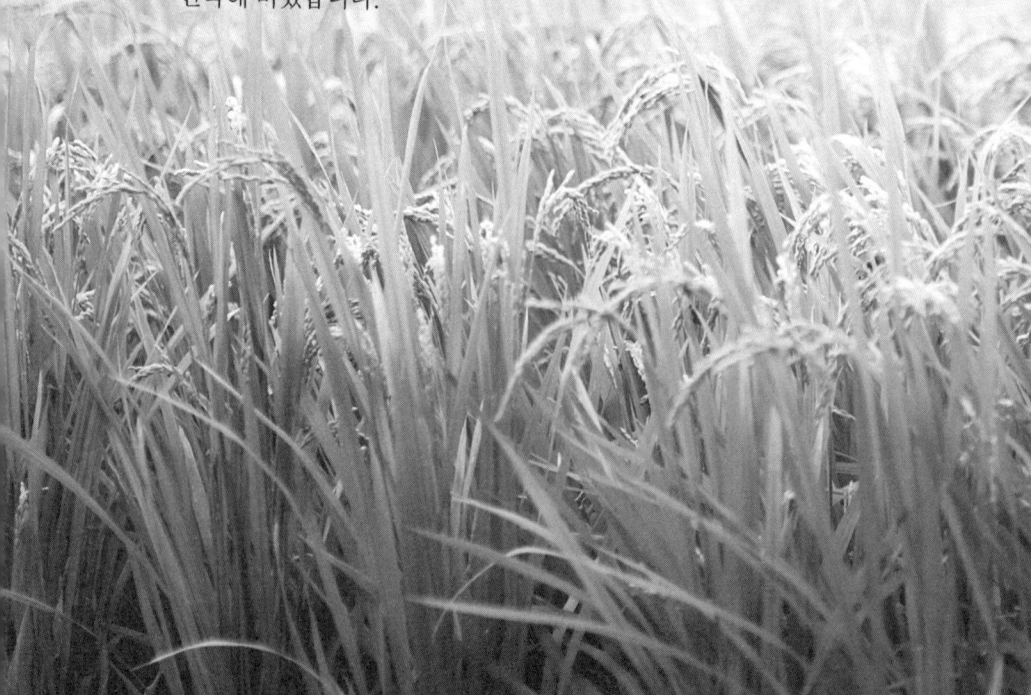

이러한 자연과의 단절 때문에 몸과 마음의 건강이 위기에 처해 있다는 인식이 늘고 있습니다. 자연과의 재결합을 통한 성장과 치유를 논하는 다양한 연구와 접근법들이 제안되고 있습니다. '생태 심리학', '생태 치료', '녹색 돌봄', '야생 치료', '녹색 운동' 등을 예로 들 수 있습니다. 이러한 것들의 본질은 자연을 되찾고 돌보며 자연과 함께 성장하자는 것입니다. 결국 자연의 근원적인 리듬과 조율됨으로써 우리의 결핍된 부분을 채우는 일입니다. 이러한 내용을 소개하고자 '자연과 정신건강' 총서를 기획하였습니다.

자연도, 돌봄도, 치유도 상품화되는 이 시대에 이 총서가 또 다른 상품으로 다가가지 않기를, 자연과 온전히 함께하도록 돕는 시도가 되기를 바랍니다.

안 병 은